U0315244

中医药科普读本

第一辑

切脉辨病

金敬梅　荆悦／主编

世界图书出版公司

图书在版编目（CIP）数据

切脉辨病 / 金敬梅，荆悦主编 . -- 北京：世界图书出版公司，2019.4

（中医药科普读本 . 第一辑）

ISBN 978-7-5192-5995-2

Ⅰ . ①切… Ⅱ . ①金… ②荆… Ⅲ . ①脉诊 – 青少年读物 Ⅳ . ① R241.2-49

中国版本图书馆 CIP 数据核字（2019）第 029416 号

书　　　　名	中医药科普读本 . 第一辑 . 切脉辨病
（汉语拼音）	ZHONGYIYAO KEPU DUBEN.DI-YI JI.QIE MAI BIAN BING
编　　　者	金敬梅　荆　悦
总　策　划	吴　迪
责　任　编　辑	韩　捷
装　帧　设　计	刘　陶
出　版　发　行	世界图书出版公司长春有限公司
地　　　址	吉林省长春市春城大街 789 号
邮　　　编	130062
电　　　话	0431-86805551（发行）　0431-86805562（编辑）
网　　　址	http：//www.wpcdb.com.cn
邮　　　箱	DBSJ@163.com
经　　　销	各地新华书店
印　　　刷	吉林省金昇印务有限公司
开　　　本	787 mm×1092 mm　1/16
印　　　张	10
字　　　数	107 千字
印　　　数	1-5 000
版　　　次	2019 年 4 月第 1 版　2019 年 4 月第 1 次印刷
国　际　书　号	ISBN 978-7-5192-5995-2
定　　　价	360.00 元（全十册）

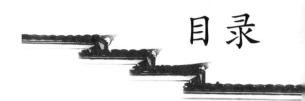

目录

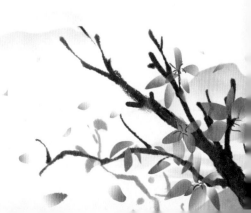

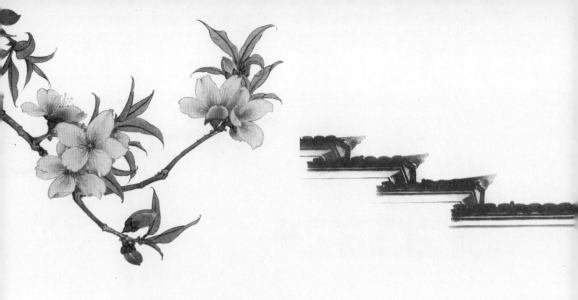

脉诊治病

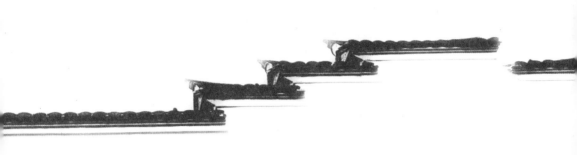

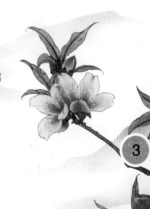

附录

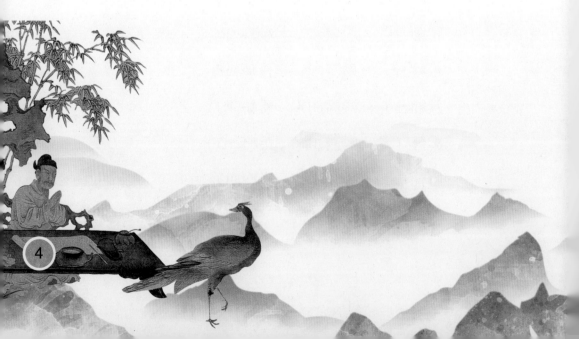

脉诊
漫谈

MAI ZHEN
MANTAN

古 今 脉 诊

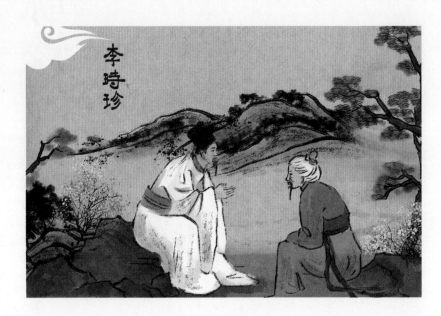

李时珍

脉诊是中医诊察病情的重要方法，是中医最有特色的传统诊病方法，在我国具有悠久的历史，是我国古代医学家长期医疗实践的经验总结。

关于脉诊，一直以来都有着许多神奇的传说和记载，其中涉及很多医家和著作。

《史记》中记载的春秋战国时期的名医扁鹊，以精于望、闻、问、切的方法而闻名，尤其擅长脉诊，《史记·扁鹊仓公列传》中曾记载"至今天下言脉者，由扁鹊也"。

汉代医家淳于意通过切脉诊病的案例也有很多。

中医药科普读本 第一辑

切脉辨病

一次，济北王曾召淳于意为他的几位侍女诊脉，其中有一位侍女名叫竖，淳于意为她诊脉后说："竖的脾胃受到损伤，不可过劳，按照脉理，到春天会呕血而死。"然而这位侍女当时并没有任何患病的感觉。

淳于意告诉济北王："竖有很重的病，很可能会死的。"济北王听了淳于意的话，令人将竖召来，发现她面色未变，并无异常，所以对淳于意的话不以为然。到了春天，有一日，这位侍女捧着剑跟随济北王如厕，济北王离开后，这位侍女便跌仆于厕所，呕血而死。

淳于意没有直接为后人留下著作，但是在史记中记述了他的二十多个病案，这些案例都可以看出其精通脉诊，医术精湛。

华佗、朱丹溪等医家，也都有很多传奇的脉诊案例。

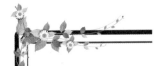

朱丹溪诊脉

朱丹溪的脉诊之术非常精妙。有一位姓周的进士得了病，怕冷恶寒，即使是夏天也要用棉被蒙着头。他服用了温阳的药附子有数百斤，病反而加重。朱丹溪为他诊脉，感到脉象滑而数，当即告诉他："这是热盛反而表现为寒。"于是给病人服用辛凉的药物治疗，服药后病人吐出一升多痰，怕冷大大减轻，将蒙着头的棉被减去了一半。

朱丹溪又让病人服用防风通圣散，病就痊愈了，周进士非常高兴。朱丹溪叮嘱他："病好之后，必须饮食清淡以养胃，内观以养神。唯有如此，水才能得以滋生，火才能得以清降。否则附子的毒性必定会发作，那样就不可救治了。"

然而病人没有遵照朱丹溪的话去做，后来背部发疽而亡。

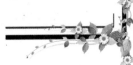

脉学的发展也经历了漫长的过程，东汉的张仲景、晋代的王叔和、唐代的孙思邈、明代的李时珍、清代的林之翰等都对脉学的贡献很大，在这个发展过程中有许多有价值的脉学著作。

《黄帝内经》奠定了脉学的基础，后世的脉学都是以此为基础进一步发展起来的。《黄帝内经》阐述了诊脉独取寸口的原理；论述了五脏脉

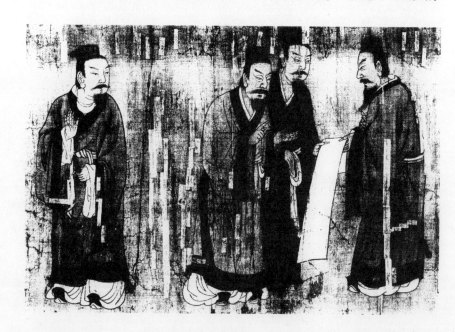

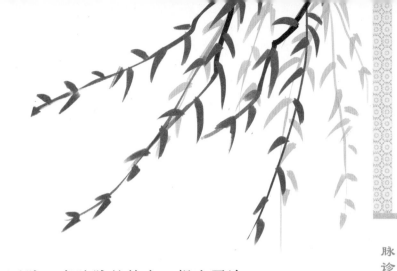

象、四时脉象、平脉、真脏脉的特点；提出了诊脉以平旦为宜、注意调息等脉诊的注意事项。关于诊脉的部位，《黄帝内经》提出了三部九候诊法、人迎寸口诊法、寸口诊脉法等。从其中记载的丰富脉学内容来看，中医在很早就能够运用脉诊来测知人体多方面疾病情况。

《难经》确立了寸口脉的关部，并提出了以浮、中、沉来诊寸、关、尺的"三部九候"法。这对于寸口诊脉法的普遍应用起到了重要的作用。《难经》还以三菽之重、六菽之重、九菽之重、十二菽之重等，对持脉时指力的轻重进行了明确具体的规定。《难经》还论述了四时、五脏、男女脉象的特点等。

《伤寒杂病论》在辨证论治中，特别重视脉诊的作用。在《伤寒论》和《金匮要略》中，各个篇章的标题都冠以"辨某病脉证并治"，开创了脉证合参、脉证并重的诊疗原则。

《脉经》是我国现存最早的脉学专著，本书集汉以前脉学之大成，取《内经》、《难经》以及张仲景、华佗等有关论述，分门别类，在阐明脉理的基础上联系临床实际，对中国医学史有很大的贡献。

　　《察病指南》为南宋医家施发所著，是现存较早的关于诊法学的专著。书中首创脉图，将脉动应指的抽象感觉，用直观形象的图来表示，以图示脉。

　　《濒湖脉学》为李时珍所著，集各家所长而成，书中采用了歌诀体裁，论述了二十七种脉象的脉形特点、主病以及同类脉象鉴别等，是学习脉学的入门书，便于诵记，文字通俗易懂，为广大医家所推崇。

　　另还有《诊家枢要》《脉诀刊误》《诊家正眼》《三指禅》《脉理求真》《医宗金鉴·四诊心法要诀》等著作都是学习中医脉诊的常用参考书。

　　中华人民共和国成立以后，中国脉学有了很大的发展。医学研究者一方面结合临床实践探讨脉象主病的规律，整理和考证脉学文献；另一方面是用现代科学方法和科学技术研究脉象，阐明了不少理论问题。极大地推动了中医脉学的发展，为人类的健康提供了更大的帮助。

脉学七言诀

选自：明·李时珍《濒湖脉学》

浮　脉

体状诗：浮脉唯从肉上行，如循榆荚似毛轻；三秋得令知无恙，久病逢之却可惊。

相类诗：浮如木在水中浮，浮大中空乃是芤，拍拍而浮是洪脉，来时虽盛去悠悠。浮脉轻平似捻葱，虚来迟大豁然空，浮而柔细方为濡，散似杨花无定踪。

主病诗：浮脉为阳表病居，迟风数热紧寒拘。浮而有力多风热，无力而浮是血虚。寸浮头痛眩生风，或有风痰聚在胸。关上土衰兼木旺，尺中溲便不流通。

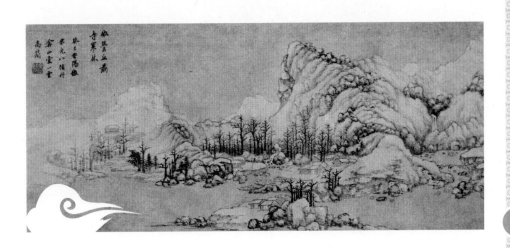

沉　脉

体状诗：水行润下脉来沉，筋骨之间软滑匀。女子寸兮男子尺，四时如此号为平。

相类诗：沉帮筋骨自调匀，伏则推筋着骨寻。沉细如绵真弱脉，弦长实大是牢形。

主病诗：沉潜水蓄阴经病，数热迟寒滑有痰，无力而沉虚与气，沉而有力积并寒。寸沉痰郁水停胸，关主中寒痛不通，尺部浊遗并泻痢，肾虚腰及下元痛。

迟　脉

体状诗：迟来一息至唯三，阳不胜阴气血寒。但把浮沉分表里，消阴须益火之原。

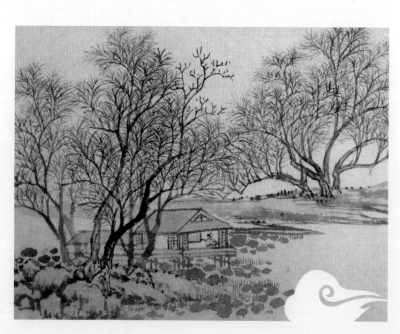

中医药科普读本　第一辑

切脉辨病

相类诗：脉来三至号为迟，小驶于迟作缓持。迟细而难知是涩，浮而迟大以虚推。

主病诗：迟司脏病或多痰，沉痼症瘕仔细看，有力而迟为冷痛，迟而无力定虚寒。寸迟必是上焦寒，关主中寒痛不堪。尺是肾虚腰脚重，溲便不禁疝牵丸。

数　脉

体状诗：数脉息间常六至，阴微阳盛必狂烦。浮沉表里分虚实，唯有儿童作吉看。

相类诗：数比平人多一至，紧来如索似弹绳。数而时止名为促，数在关中动脉形。

主病诗：数脉为阳热可知，只将君相火来医。实宜凉泻虚温补，肺病秋深却畏之。寸数咽喉口舌疮，吐红咳嗽肺生疡。当关胃火并肝火，尺属滋阴降火汤。

滑　脉

体状、相类诗：滑脉如珠替替然，往来流利却还前。莫将滑数为同类，数脉唯看至数间。

主病诗：滑脉为阳元气衰，痰生百病食生灾。上为吐逆下蓄血，女脉调时定有胎。寸滑膈痰生呕吐，吞酸舌强或咳嗽。当关宿食肝脾热，渴痢癫淋看尺部。

涩　脉

体状诗：细迟短涩往来难，散止依稀应指间。如雨沾沙容易散，病蚕食叶慢而艰。

相类诗：参伍不调名曰涩，轻刀刮竹短而难。微似秒芒微软甚，浮沉不别有无间。

主病诗：涩缘血少或伤精，反胃亡阳汗雨淋。寒湿入营为血痹，女人非孕即无经。寸涩心虚痛对胸，胃虚胁胀察关中，尺为精血俱伤候，肠结溲淋或下红。

虚　脉

体状、相类诗：举之迟大按之松，脉状无涯类谷空。莫把芤虚为一例，芤来浮大似慈葱。

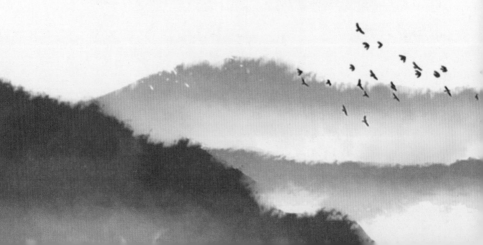

主病诗：脉虚身热为伤暑，自汗怔忡惊悸多。发热阴虚须早治，养营益气莫蹉跎。血不荣心寸口虚，关中胃胀食难舒。骨蒸痿痹伤精血，却在神门两部居。

实　脉

体状诗：浮沉皆得大而长，应指无虚愊愊强，热蕴三焦成壮火，通肠发汗始安康。

相类诗：实脉浮沉有力强，紧如弹索转无常。须知牢脉帮筋骨，实大微弦更带长。

主病诗：实脉为阳火郁成，发狂谵语吐频频。或为阳毒或伤食，大便不通或气疼。寸实应知面热风，咽疼舌强气填胸。当关脾热中宫满，尺实腰肠痛不通。

长　脉

体状、相类诗：过于本位脉名长，弦则非然但满张。弦脉与长争较远，良工尺度自能量。

主病诗：长脉迢迢大小匀，反常为病似牵绳。若非阳毒癫痫病，即是阳明热势深。

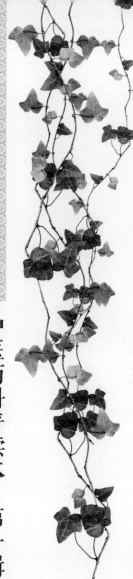

中医药科普读本 第一辑

切脉辨病

短　脉

体状、相类诗：两头缩缩名为短，涩短迟迟细且难。短涩而浮秋喜见，三春为贼有邪干。

主病诗：短脉唯于尺寸寻，短而滑数酒伤神。浮为血涩沉为痞，寸主头痛尺腹痛。

洪　脉

体状诗：脉来洪盛去还衰，满指滔滔应夏时。若在春秋冬月分，升阳散火莫狐疑。

相类诗：洪脉来时拍拍然，去衰来盛似波澜。欲知实脉参差处，举按弦长愊愊坚。

主病诗：脉洪阳盛血应虚，相火炎炎热病居。胀满胃翻须早治，阴虚泻痢可愁知。寸洪心火上焦炎，肺脉洪时金不堪。肝火胃虚关内察，肾虚阴火尺中看。

微　脉

体状诗：微脉轻微瀿瀿乎，按之欲绝有如无。

相类诗：微为阳弱细阴弱，细比于微略较粗。

主病诗：气血微兮脉亦微，恶寒发热汗

淋漓。男为劳极诸虚候，女作崩中带下医。寸微气促或心惊，关脉微时胀满形。尺部见之精血弱，恶寒消瘅痛呻吟。

紧 脉

体状诗：举如转索切如绳，脉象因之得紧名。总是寒邪来做寇，内为腹痛外身疼。

相类诗：见弦、实脉。

主病诗：紧为诸痛主于寒，喘咳风痫吐冷痰。浮紧表寒须发越，沉紧温散自然安。寸紧人迎气口分，当关心腹痛沉沉。尺中有紧为阴冷，定是奔豚与疝疼。

缓 脉

体状诗：缓脉阿阿四至通，柳梢袅袅飐轻风。欲从脉里求神气，只在从容和缓中。

相类诗：见迟脉。

主病诗：缓脉营衰卫有余，或风或湿或脾虚。上为项强下痿痹，分别

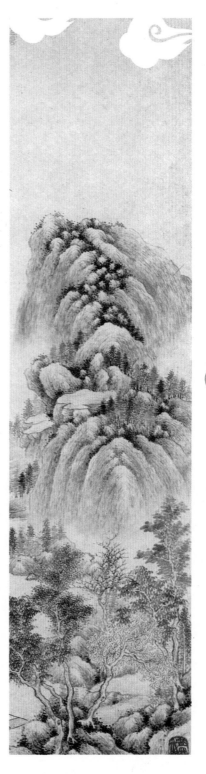

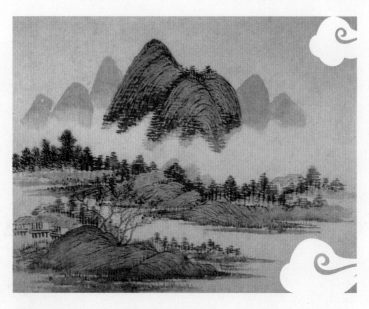

浮沉大小区。寸缓风邪项背拘，关为风眩胃家虚。
神门濡泄或风秘，或是蹒跚足力迁。

芤　脉

　　体状诗：芤形浮大轻如葱，边实须知内已空。
火犯阳经血上溢，热侵阴络下流红。

　　相类诗：中空旁实乃为芤，浮大而迟虚脉呼。
芤更带弦名曰革，血亡芤革血虚虚。

　　主病诗：寸芤积血在于胸，关里逢芤肠胃痈。
尺部见之多下血，赤淋红痢漏崩中。

弦　脉

　　体状诗：弦脉迢迢端直长，肝经木旺土应伤。
怒气满胸常欲叫，翳蒙瞳子泪淋浪。

中医药科普读本　第一辑

切脉辨病

相类诗：弦来端直似丝弦，紧则如绳左右弹。紧言其力弦言象，牢脉弦长沉伏间。

主病诗：弦应东方肝胆经，饮痰寒热疟缠身。浮沉迟数须分别，大小单双有重轻。寸弦头痛膈多痰，寒热症瘕察左关，关右胃寒心腹痛，尺中阴疝脚拘挛。

革　脉

体状诗：革脉形如按鼓皮，芤弦相合脉寒虚。女人半产并崩漏，男子营虚或梦遗。

相类诗：见芤、牢脉。

牢　脉

体状、相类诗：弦长实大脉牢坚，牢位常居沉伏间。革脉芤弦自浮起，革虚牢实要详看。

主病诗：寒则牢坚里有余，腹心寒痛木乘脾。疝癞症瘕何愁也，失血阴虚却忌之。

濡　脉

体状诗：濡形浮细按须轻，水面浮绵力不禁。病后产中犹有药，平人若见是无根。

相类诗：浮而柔细知为濡，沉细而柔作弱持。微则浮微如欲绝，细来沉细近于微。

主病诗：濡为亡血阴虚病，髓海丹田暗已亏。汗雨夜来蒸入骨，血山崩倒湿侵脾。寸濡阳微自汗多，关中其奈气虚何。尺伤精血虚寒甚，温补真阴可起疴。

弱　脉

体状诗：弱来无力按之柔，柔细而沉不见浮。阳陷入阴精血弱，白头犹可少年愁。

相类诗：见濡脉。

主病诗：弱脉阴虚阳气衰，恶寒发热骨筋痿。多惊多汗精神减，益气调营急早医。寸弱阳虚病可知，关为胃弱与脾衰。欲求阳陷阴虚病，须把神门两部推。

散　脉

体状诗：散似杨花散漫飞，去来无定至难齐。产为生兆胎为堕，久病逢之不必医。

相类诗：散脉无拘散漫然，濡来浮细水中绵。浮而迟大为虚脉，芤脉中空有两边。

主病诗：左寸怔忡右寸汗，溢饮左关应软散。右关软散胕胕肿，散居两尺魂应断。

细　脉

体状诗：细来累累细如丝，应指沉沉无绝期。春夏少年俱不利，秋冬老弱却相宜。

相类诗：见微、濡脉。

主病诗：细脉萦萦血气衰，诸虚劳损七情乖。若非湿气侵腰肾，即是伤精汗泄来。寸细应知呕吐频，入关腹胀胃虚形。尺逢定是丹田冷，泻痢遗精号脱阴。

伏　脉

体状诗：伏脉推筋着骨寻，指间才动隐然深。伤寒欲汗阳将解，厥逆脐疼证属阴。

相类诗：见沉脉。

主病诗：伏为霍乱吐频频，腹痛多缘宿食停。蓄饮老痰成积聚，敞寒温里莫因循。食郁胸中双寸伏，欲吐不吐常兀兀。当关腹痛困沉沉，关后疝疼还破腹。

动　脉

体状诗：动脉摇摇数在关，无头无尾豆形团。其原本是阴阳搏，虚者摇兮胜者安。

主病诗：动脉专司痛与惊，汗因

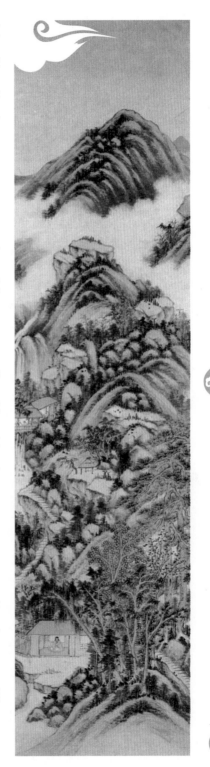

阳动热因阴。或为泻痢拘挛病,男子亡精女子崩。

促　脉

体状诗:促脉数而时一止,此为阳极欲亡阴。三焦郁火炎炎盛,进必无生退可生。

相类诗:见代脉。

主病诗:促脉唯将火病医,其因有五细推之。时时喘咳皆痰积,或发狂斑与毒疽。

结　脉

体状诗:结脉缓而时一止,独阴偏胜欲亡阳。浮为气滞沉为积,汗下分明在主张。

相类诗:见代脉。

主病诗:结脉皆因气血凝,老痰结滞苦沉吟。内生积聚外痈肿,疝瘕为殃病属阴。

代　脉

体状诗:动而中止不能还,复动因而作代看。病者得之犹可疗,平人却与寿相关。

相类诗:数而时止名为促,缓止须将结脉呼。止不能回方是代,结生代死自殊途。

主病诗:代脉之因脏气衰,腹痛泻痢下元亏。或为吐泻中宫病,女子怀胎三月兮。

脉诊
常识

MAI ZHEN
CHANGSHI

诊　脉

诊脉又称号脉、切脉等，是医生用手指切按患者的桡动脉，根据脉动应指的形象，来了解病情、辨别病症的一种诊察方法。

人体是一个有机的整体，机体的各部分的功能有赖于经络气血的运行流注。脉为血府，贯通周身，五脏六腑的气血都要通过血脉周流全身，当机体受到内外因素刺激时，必然影响到气血的周流，随之脉搏发生变化。脉诊正是依据这种原理来进行

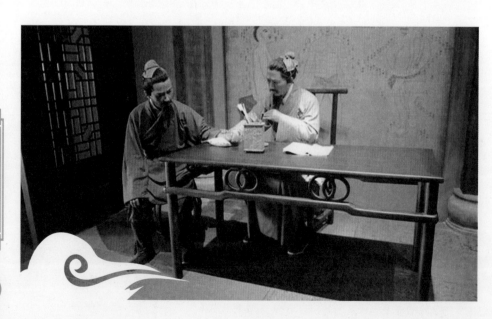

诊病。

诊脉能够辨别病症的部位、判断病症的性质、分辨邪正的盛衰、推断病症的进退等，为治疗指出方向。

诊脉主要分为五步：首先分浮沉，二辨虚实，三别长短，四算疾迟，五察脉形。

在诊察脉位过程中，主要是辨别浮脉、沉脉和伏脉的情况。

在诊察至数过程中，主要是辨别迟脉与数脉。

诊察脉体主要在脉体的大小、长短，以及张力或弹性三个方面，在诊察脉体大小过程中，主要是辨别洪脉与细脉；在诊察脉体长短的过程中，主要是辨别长脉与短脉；在诊察脉体张力或弹性的过程中，主要是辨别弦脉、紧脉与缓脉。

在诊察脉的力度过程中，主要是辨别脉的有力与无力。

在诊察脉的流利程度过程中，主要是辨别滑脉与涩脉。

要熟练地掌握诊脉的方法，就必须明白脉象中各个要素在脉象形成中的作用。

脉　象

　　脉象，是指医生诊脉时手指所感受到的脉搏跳动的形象。中医认为，气、血是构成人体组织和维持生命活动的基本物质，也是形成脉象的基础物质。《素问·脉要精微论》说："夫脉者，血之府也。"脉由血所充盈，血靠气以推动。所以脉是气血运行的通道。脉分布于全身上下内外，血在气的推动下，在脉中循行不已，在全身营周不休。

　　古代医家很早就把脉象的构成要素归纳为位、数、形、势四个方面。清代医家周学海在《重订诊家直诀》中说："夫脉有四科，位、数、形、势而已。"脉位指脉搏跳动显现的部位；脉数指脉搏跳动的频率和节律；脉形指脉体的大小、粗细、软硬等形象方面的特点；脉势指脉搏应指的强弱、流畅趋势等。

　　脉象是全身功能状态的综合反映，任何一种脉象特征都是脉位（深浅）、速率（快慢）、脉势（强弱）、脉形（粗细、长短）、节律以及脉管的紧张

中医药科普读本　第一辑

切脉辨病

度和脉搏的流利度等多种因素的综合体现。构成脉象特征的主要因素，可归纳为深浅、强弱、粗细、长短、速率、节律、紧张度和流利度等 8 个方面，这也是诊脉时应当细心体察的要点。

不同性质的病症，其脉象显现的部位就有深浅的不同。任何一种单脉或兼脉，都有其相应的脉位浅深，诊脉时要运用不同的指力细心评判。

脉势的强弱是指脉象搏动时应指力量的大小，也称脉势。体质、工作性质、性别、年龄等因素都影响脉势力的强弱。

脉形的长短是指脉位的长短。影响脉位长短的因素有：生理因素，如身形的高大与矮小，成年人与婴幼儿等。在病理情况下，脉象长度"过于本位"，

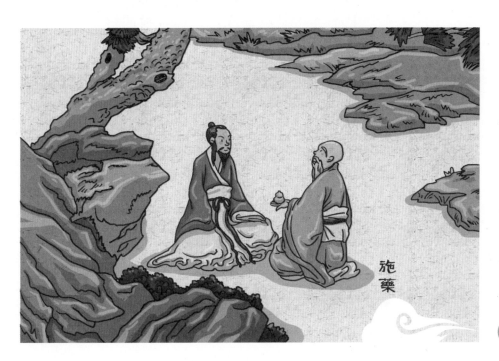

施药

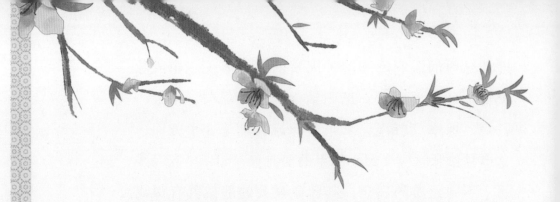

就是所谓的长脉。而"短脉涩小，首尾俱俯，中间突起，不能满部"者，即短脉。

　　脉形的粗细是指脉体的宽窄，血管的粗细，气血对血管的充盈状况，这些都是影响脉象粗细的主要因素。

　　脉搏的速率是指单位时间内脉象搏动的次数。这是构成脉象特征的重要因素之一。脉搏的速率是心脏在心气的鼓动下不停地有节律地将气血排入经脉，从而产生脉的速率，因而气血的运行和心脏的搏动直接影响脉的速率。

　　脉管的紧张度是针对血管壁的弹性而言，脉象的特征常受血管紧张度影响。如弦脉、革脉、紧脉等，都是血管的紧张度较大的缘故，劲急不柔和。

　　脉搏的节律正常的脉象是均匀的，从容有节律。脉象搏动的节律均匀，是来自心脏均匀有节律的跳动和脉内气血均匀有节律的运行。

　　脉的流利度是指脉象应指时往来的滑利程度。脉象往来的流利程度，主要取决于气血运行的状况。

　　正常脉象应具备 3 个主要特点，即有胃（指人

中医药科普读本　第一辑

切脉辨病

赖以生存的正气）、有神（是指脉有神气）、有根（是指脉有根基）。脉有胃气的表现是：脉位居中，不浮不沉；脉率调匀，不快不慢；脉体适中，不大不小；脉来从容和缓。脉有神主要的表现是：脉来柔和有力，脉有柔和之象；节律规整，秩然不乱。脉象有根主要表现为在尺部沉取时，仍然感到应指有力。脉象有根无根主要反映了肾气的盛衰。诊脉时只要脉来从容和缓，节律整齐，有力中不失柔和，尺部沉取应指有力，就是有胃、有神、有根的表现。

正常脉象的形态是三部有脉，一息四五至之间，不浮不沉，不大不小，不疾不徐，从容和缓，柔和有力，节律整齐，尺脉虽沉但重按有力，并随其生理活动和气候环境的不同而有相应的正常变化。

人的脉象会受到很多因素的影响，如个体因素：性别、年龄、体质、脉位变异；外部因素：情志、劳逸、

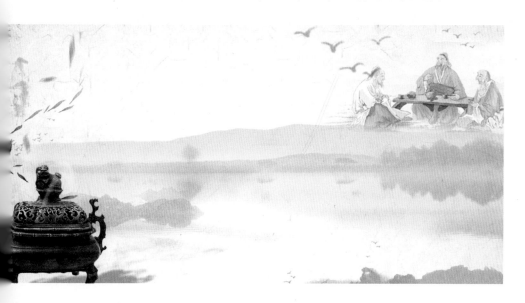

饮食、季节、地理环境等。

人的"喜怒忧思悲恐惊"，七情所伤，脉象也会随着发生改变。如：喜伤心，则脉必散；怒伤肝，则脉必弦；忧思伤脾，则脉必缓；悲伤肺，则脉必短；恐伤肾，则脉必沉；惊则气，乱则脉必动。

脉有胃、有神、有根就是平脉，如果缺少了胃、神、根就是病脉。

病脉是指脉中胃气少，其脉发生异常变化。在《黄帝内经》中大约记述了 21 种脉象，《脉经》中论述了 24 种脉象，《濒湖脉学》归纳了 27 种病脉，总结比较完全，《诊家正眼》又增加了"疾脉"，由此近代医家多把病脉分为 28 种。

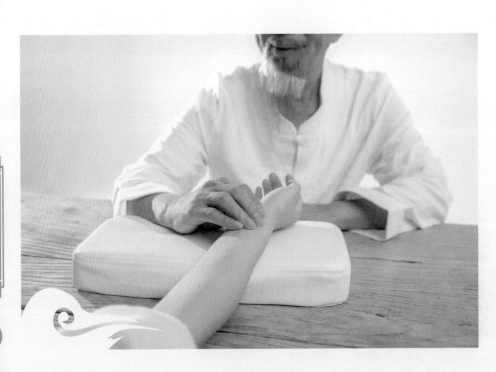

中医药科普读本　第一辑

切脉辨病

脉诊的部位

中医诊脉的部位就是切按两手腕后桡动脉搏动处，因该处距离鱼际仅有一寸，故名"寸口"。《难经》中提出单用"寸口"作为脉诊的部位，《脉经》中极力推广用"寸口"诊脉，由此中医逐渐将脉诊部位定在"寸口"。

脉诊部位为什么定位在寸口呢？

在中医理论中，有"肺朝百脉"一说，就是说全身的血液都汇聚于肺，在这里经过与气体的交换以后再流向全身。经络中的手太阴肺经络属于肺，那么全身的气血也都流注进手太阴肺经里。由于手太阴肺经经过腕部的寸口，那么全身气血的变化情况就会在寸口反映出来。也就是说，通过诊察寸口，可以了解全身的情况。

由此可以看出，通过寸口脉的变化情况，可以诊断五脏六腑乃至全身的病情，这是脉诊最基本的原理。

为了更能详细地体察桡动脉所反映的信息，

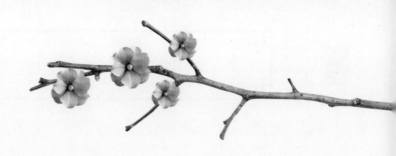

以桡骨茎突为标准，把摸到的桡动脉分为三部分，桡骨茎突处为"关"，关前为"寸"，关后为"尺"，通过寸关尺三部和上中下三焦对应，进行诊脉。诊断过程中常用食指、中指、无名指三个手指分别来诊察这三个部位。

寸、关、尺分别诊察不同的脏腑：左寸诊察心、小肠，左关诊察肝、胆，左尺诊察肾、膀胱；右寸诊察肺、大肠，右关诊察脾、胃，右尺诊察肾、命门。

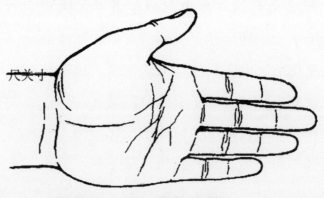

脉诊寸、关、尺部位图

中医药科普读本 第一辑

切脉辨病

脉诊治病

MAI ZHEN
ZHI BING

文中所涉方法请在医生指导下进行，请勿自行尝试。

病 脉

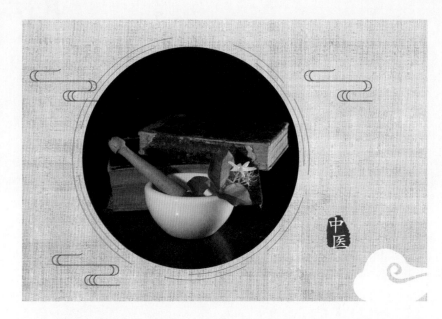

　　疾病反映于脉象的变化叫"病脉"。一般来说，除了正常生理变化范围以及个体生理特异之外的脉象，均属"病脉"。病与脉密切相关，不同的脉反映不同的病。脉诊应结合望、闻、问诊综合分析，即四诊合参。

　　脉学在其发展过程中，因医者的切脉体会不同，对脉象命名的方法也各有所异。近代医家多把病脉分为28种，主要是通过脉位、次数、节律、形态、气势和通畅程度来诊察。如浮沉是脉位的不同；虚实是力量强弱（气势）的不同。有些脉象，又是几方面相结合的，如洪、细则是形态和气势不同结合的体现。现将临床常见的这28种脉的脉象和主病分别叙述如下：

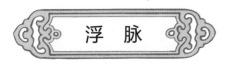

浮 脉

【图示】

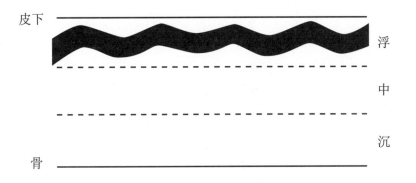

浮脉示意图

【特征】

轻取即得，重按稍减而不空。

【主病】

表证。浮而有力为表实，浮而无力为表虚。

浮脉主表，反映病邪在经络肌表的部位。外感病见脉浮滑，为表证挟痰；见脉浮数，为表热证；脉浮紧，为表寒证。

【医案】

案一（选自《古今医案按》）

李士材诊闽人张仲辉，素纵饮，又喜啖瓜果。忽患大泻，诸用分利燥湿者俱不效。

李诊其六脉皆浮，乃引经言春伤于风，夏生飧泄，用麻黄三钱，参、术各二钱，甘草、升麻各一钱，取大汗而愈。

案二（选自《古今医案按》）

滑伯仁治泮子庸。得感冒证，已汗而愈。数日，复大发热恶寒，头痛眩晕，呕吐却食，烦满，欬而多汗。

滑诊其脉，两手皆浮而紧。在仲景法，劳复证浮以汗解，沉以下解。为作麻黄葛根汤。三进，更汗，旋调理数日愈。其时众医以病后虚惫，且图温补。伯仁曰：法当如是。因违众用之。

【歌诀】（选自《诊家正眼》）

体象歌：浮在皮毛，如水漂木；举之有余，按之不足。

主病歌：浮脉为阳，其病在表。寸浮伤风。头痛鼻塞；左关浮者，风在中焦；右关浮者，风痰在膈；尺脉得之，下焦风客，小便不利，大便秘涩。

兼脉歌：无力表虚，有力表实。浮紧风寒，浮迟中风；浮数风热，浮缓风湿。浮芤失血，浮短气病；浮洪虚热，浮虚暑惫；浮涩血伤，浮濡气败。

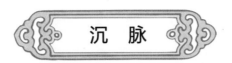

沉 脉

【图示】

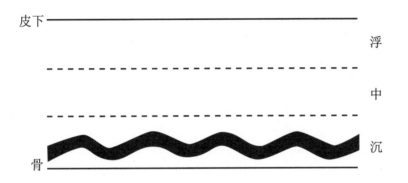

沉脉示意图

【特征】

轻取不应，重按始得。

【主病】

里证。有力为里实，无力为里虚。

邪郁在里，气血内困，则脉见沉象。若因病邪内郁，正邪相搏于里，则脉沉有力；若正气不足，气血不充，阳虚气陷，脉气鼓动乏力，则脉沉而无力。

【医案】

选自《古今医案按》

项彦章治一人。病发热，恶风自汗，气奄奄勿属。医作伤寒治，

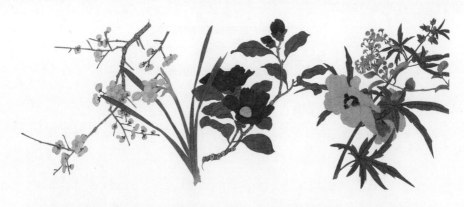

发表退热而益剧。项诊其脉，阴阳俱沉细，且微数。以补中益气进之。医曰："表有邪而以参芪补之，邪得补而愈甚，必死此药矣。"

项曰："脉沉，里病也；微数者，五性之火内煽矣；气不属者，中气虚也，是名内伤。《经》云：'劳者温之，损者益之。'"饮以前药而验。

【歌诀】（选自：《诊家正眼》）

体象歌：沉行筋骨，如水投石；按之有余，举之不足。

主病歌：沉脉为阴，其病在里。寸沉短气，胸痛引胁；或为痰饮。或水与血。关主中寒，因而痛结；或为满闷，吞酸筋急。尺主背痛，亦主腰膝；阴下湿痒。淋浊痢泄。

兼脉歌：无力里虚，有力里实。沉迟痼冷，沉数内热；沉滑痰饮，沉涩血结；沉弱虚衰，沉牢坚积；沉紧冷疼，沉缓寒湿。

迟 脉

【图示】

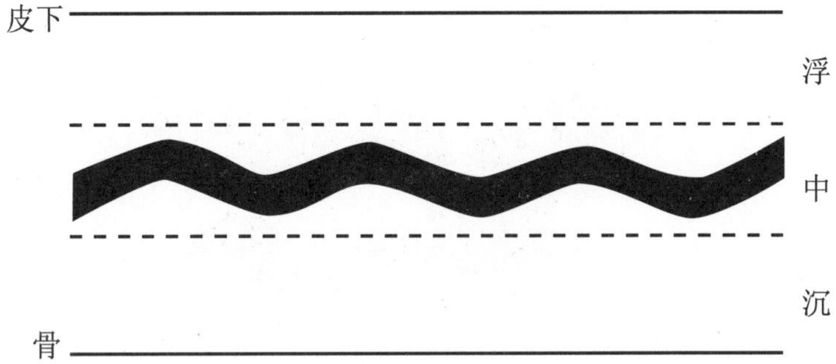

皮下

浮

中

沉

骨

迟脉示意图

【特征】

脉来迟缓，一息不足四至（相当于每分钟脉搏 60 次以下）。

【主病】

寒证。有力为寒积，无力为虚寒。

寒则血凝滞，阳失健运，气血运行缓慢，故脉象迟而有力，多为冷积实证；若阳气虚弱，无力推动血液正常运行，则脉象迟而无力。

【医案】

选自《裘吉生临证医案》

脉细弱而迟，脘满遇食为甚，且必呕吐。此命门虚寒，犹釜底无薪，煮物不化，宜温火扶中。

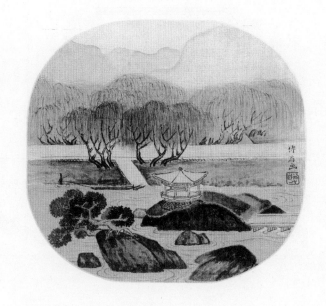

肉果霜三钱　　盐水炒破故纸三钱　　炮姜一钱

制香附三钱　　黑附块二钱　　薤白二钱

戊己丸一钱半包　　炒猬皮一钱半

高良姜一钱半　　甘蔗汁一杯合鲜姜汁十滴分冲

【歌诀】（选自《诊家正眼》）

体象歌：迟脉属阴，象为不及；往来迟慢，三至一息。

主病歌：迟脉主脏，其病为寒。寸迟上寒，心痛停凝；关迟中寒，症结挛筋；尺迟火衰，溲便不禁，或病腰足，疝痛牵阴。

兼脉歌：有力积冷，无力虚寒。浮迟表冷，沉迟里寒；迟涩血少，迟缓湿寒；迟滑胀满，迟微难安。

中医药科普读本　第一辑

切脉辨病

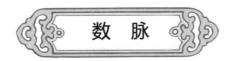

数　脉

【图示】

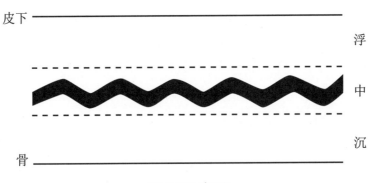

皮下

浮

中

沉

骨

数脉示意图

【特征】

脉来频数，一息五至以上（相当于每分钟脉搏在 90 次以上）。

【主病】

热证。有力为实热，无力为虚热。

阳虚外浮也见数脉，但必数大而无力，按之豁然而空。

邪热鼓动，血行加速，故见数脉。实热内盛，必数而有力。虚热内生，热则血行加速，但津血不足，故脉数无力。数大无力，可见于虚阳外浮之证。

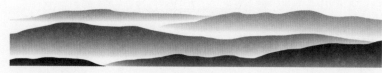

【医案】

案一（选自《古今医案按》）

东垣治一人，壮年病脚膝痿弱，脐下尻臀皆冷，阴汗腥臭，精滑不固。或以鹿茸丸治，不效。

李诊之脉沉数而有力，即以滋肾丸治之……泻命门相火之胜，再服而愈。

案二（选自《古今医案按》）

王月怀伤寒至五日。下利不止，懊憹腹胀，诸药不效。有以山药茯苓与之，虑其泻脱也。

士材诊之，六脉沉数，按其脐则痛。此协热自利，中有结粪。小承气倍大黄服之，果得结粪数枚。利遂止，懊憹遂安。

【歌诀】（选自《诊家正眼》）

体象歌：数脉属阳，象为太过；一息六至，往来越度。

主病歌：数脉主腑，其病为热。寸数喘咳，口疮肺痈；关数胃热，邪火上攻；尺数相火，遗浊淋癃。

兼脉歌：有力实火，无力虚火。浮数表热，沉数里热。阳数君火，阴数相火。右数火亢，左数阴戕。

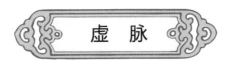

虚 脉

【图示】

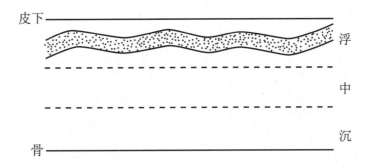

虚脉示意图

【特征】

三部脉举之无力，按之空虚。为无力脉的总称。

【主病】

虚证。中暑。

气不足以运其血，则脉来无力。血不足以充于脉，故按之空虚。

【医案】

选自《古今医案按》

江应宿治其岳母，年六十余，六月中旬，劳倦中暑，身热如火，口渴饮冷，头痛如破，脉虚豁，二三至一止。投人参白虎汤三帖，渴止热退，唯头痛，用白萝卜汁吹入鼻中，良愈。

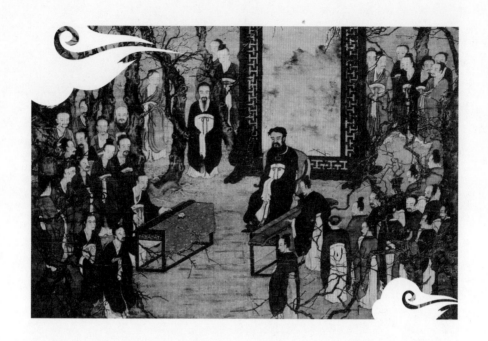

【歌诀】（选自《诊家正眼》）

体象歌：虚合四形，浮大迟软；及乎寻按，几不可见。

主病歌：虚主血虚。又主伤暑。左寸心亏，惊悸怔忡；右寸肺亏，自汗气怯。左关肝伤，血不营筋；右关脾寒，食不消化。左尺水衰，腰膝痿痹；右尺火衰，寒证蜂起。

体象歌：实脉有力，长大而坚；应指幅幅，三候皆然。

实 脉

【图示】

皮下 —————————————————

浮

中

沉

骨 —————————————————

实脉示意图

【特征】

三部脉举按皆有力，为有力脉的总称。

【主病】

实证。

正盛邪实，邪正相搏，气血壅盛，故脉搏动有力。

【医案】

案一（选自《古今医案按》）

虞天民治一人伤寒，前医以补药治之而发呃逆。

十日后，邀虞诊之，其脉长而实大，此阳明内实，误补所致，
与大承气下之，热退而呃止。

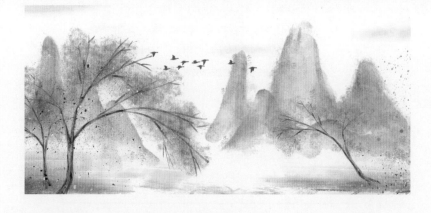

案二（选自《古今医案按》）

大宗伯董元宰有小妾，吐血蒸嗽，先用清火，继用补中，俱不见效。士材诊之，曰：两尺沉实，少腹接之必痛，询之果然。此怒后蓄血，经年弗去，乃为蒸热。热甚吐血，阴伤之甚也。以四物汤加郁金、桃仁、穿山甲、大黄少许，下黑血升余，腹痛仍在。更以前药加大黄三钱煎服，又下血黑块如桃胶蚬肉者三四升，腹痛乃止。虚倦异常，与独参汤饮之，三日而热减六七，服十全大补汤百余日而康。

【歌诀】（选自《诊家正眼》）

主病歌：血实脉实，火热壅结。左寸心劳，舌强气涌；右寸肺病，呕逆咽疼。左关见实，肝火胁痛；右关见实，中满气疼。左尺见之，便闭腹疼；右尺见之，相火亢逆。

兼脉歌：实而且紧，寒积稽留。实而且滑，痰凝为祟。

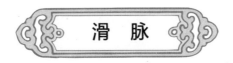

滑 脉

【图示】

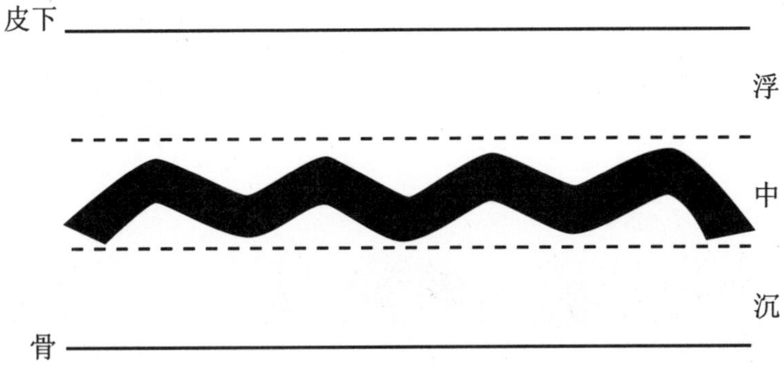

皮下

浮

中

沉

骨

滑脉示意图

【特征】

往来流利，应指圆滑，如盘滚珠。

【主病】

痰饮、食滞、实热。

痰食内滞，邪气壅盛，气实血涌，往来流利，则脉来应指滑利。妇人无病而见脉滑，应考虑是否有妊。

【医案】

选自《裘吉生临证医案》

脉滑数，苔黄厚，身热口干，咳嗽痰多，气瘀喘急，大便闭结。湿滞热郁，肺失清肃，用清肺化湿法治之。

瓜蒌实四钱扦　　浙贝三钱　　　光杏仁三钱

金沸草三钱　　　苏子霜二钱　　枳壳一钱半

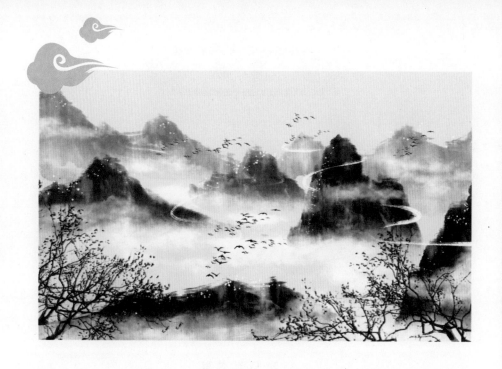

白前一钱半　　炒莱菔子一钱半　　陈皮一钱

礞石滚痰丸三钱包

【歌诀】（选自《诊家正眼》）

体象歌：滑脉替替，往来流利；盘珠之形，荷露之义。

主病歌：滑脉为阳，多主痰涎。寸滑咳嗽。胸满吐逆；关滑胃热，壅气伤食；尺滑病淋，或为痢积，男子溺血，妇人经郁。

兼脉歌：浮滑风痰，沉滑痰食。滑数痰火，滑短气塞。滑而浮大，尿则阴痛。滑而浮散，中风瘫痪。滑而冲和，娠孕可决。

中医药科普读本　第一辑

切脉辨病

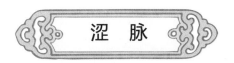

涩 脉

【图示】

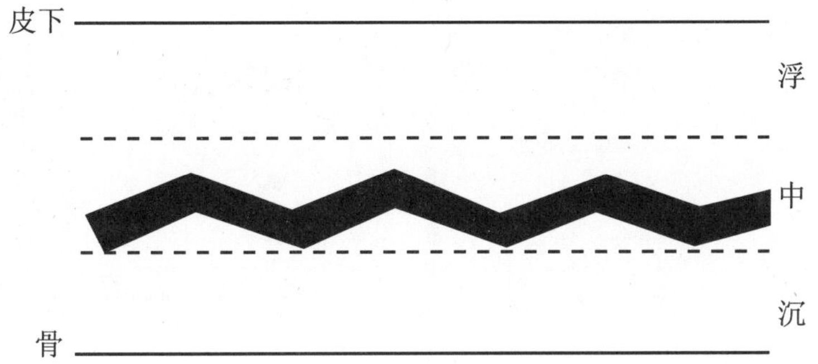

皮下 ——————————————— 浮

————————————————— 中

骨 ——————————————— 沉

涩脉示意图

【特征】

往来艰涩不畅，如轻刀刮竹。

【主病】

气滞、血瘀、精伤、血少。

气滞、血瘀，脉道受阻，故血流艰涩不畅。脉涩有力，为气滞血瘀，挟痰挟食；如涩而无力，则为精伤血少。

【医案】

选自《未刻本叶氏医案》

虽属瘀血，上吐下泻，而中焦气亦为之暗伤，色萎脉涩，耳鸣神倦，行动气递，当治以甘温益虚，不宜谓其瘀而攻之。

45

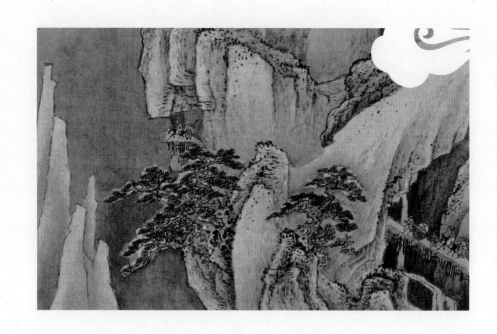

熟地　　当归　　茯苓　　炙草
远志　　枣仁　　柏仁　　建莲

【歌诀】（选自《诊家正眼》）

体象歌：涩脉寒滞，如刀刮竹；迟细而短，三象惧足。

主病歌：涩为血少，亦主精伤。寸涩心痛，或为怔忡。关涩阴虚，因而中热；右关土虚，左关胁胀。尺涩遗淋，血利可决；孕为胎病，无孕血竭。

兼脉歌：涩而坚大，为有实热；涩而虚软，虚火炎灼。

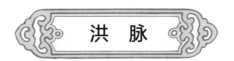

洪 脉

【图示】

洪脉示意图

【特征】

脉体阔大，状如波涛汹涌，来盛去衰，洪大有力。特点是脉阔，且波动大。

【主病】

气分热盛。

内热充斥，气盛血涌，脉道扩张，故脉洪。若久病气虚，或虚劳、失血、久泄等病证而见洪脉，则多为邪盛正衰的危候。

大脉：脉形大于常脉，但无汹涌之势。大脉主邪气盛，又主正虚。辨邪正之盛衰，在于大脉的有力、无力。

案一（选自《古今医案按》）

罗谦甫治一人，年近八十，六月中暑霍乱，吐泻昏冒，终日不省人事，时夜半，请罗治，脉七八至，洪大有力，头热如火，足冷如冰，半身不遂，牙关紧急。盖年高气弱，当暑气极盛，阳明得令之际，中暑明矣。

用桂苓甘露饮，甘辛大寒，泻热补气，加茯苓以分阴阳。约一两，水调灌之，渐渐省事。

案二（选自《古今医案按》）

喻嘉言治徐国珍，伤寒六七日，身寒目赤，索水到前，复置不饮，异常大躁，门牖洞启，身卧地上，辗转不快，更求入井。一医急治承气将服。

喻诊其脉，洪大无伦，重按无力。乃曰：是为阳虚欲脱，外显假热，内有真寒，观其得水不欲嚥，而尚可嚥大黄、芒硝乎？天气燠蒸，必有大雨，此证顷刻一身大汗，不可救矣！即以附子、干姜各五钱，人参三钱，甘草二钱，煎成冷服。服后寒战戛齿有声，以重绵和头覆之，缩手不肯与诊，阳微之状始著。再与前药一剂，微汗，热退而安。

【歌诀】（选自《诊家正眼》）

体象歌：洪脉极大，状如洪水；来盛去衰，滔滔满指。

主病歌：洪为盛满，气壅火亢。左寸洪大。心烦舌破；右寸洪大，胸满气逆。左关见洪，肝木太过；右关见洪，脾土胀热。左尺洪兮，水枯便难；右尺洪兮，龙火燔灼。

细脉（附：小脉）

【图示】

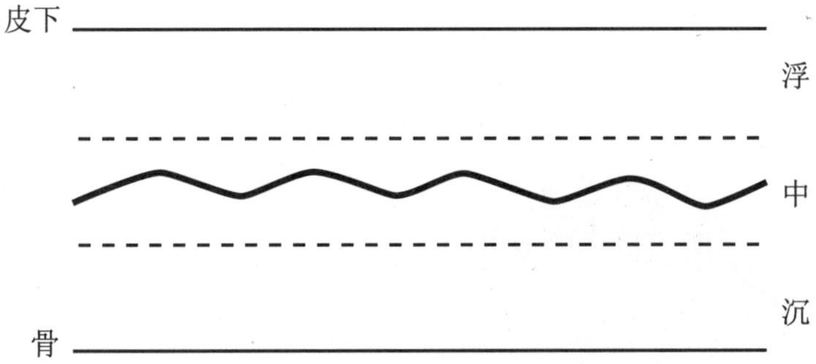

皮下

浮

中

沉

骨

细脉示意图

【特征】

脉细如线，应指明显。特点是脉窄，且波动小。

【主病】

诸虚劳损，而以阴虚、血虚为主，又主湿。

【医案】

选自《古今医案按》

一人衄血不已，医皆以为热，沈宗常投以参附而愈。人骇问之，曰：脉小而衰，非补之不可。

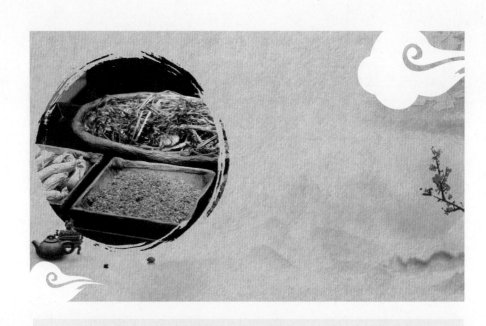

【歌诀】（选自《诊家正眼》）

体象歌：细直而软，累累萦萦；状如丝线，较显于微。

主病歌：细主气衰，诸虚劳损。细居左寸，怔忡不寐；细在右寸，呕吐气怯。细入左关，肝阴枯竭；细入右关，胃虚胀满。左尺若细，泻痢遗精；右尺若细，下元冷惫。

微 脉

【图示】

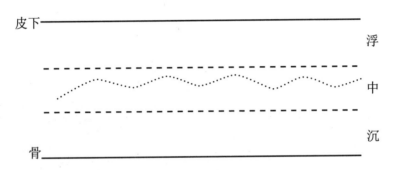

微脉示意图

【特征】

极细极软，按之欲绝、若有若无。

【主病】

阳衰气少，阴阳气血诸虚。

阳衰气微，无力鼓动，故见微脉。轻取之似无是阳气衰，重按之似无是阴气竭。久病脉微，是正气将绝；新病脉微，主阳气暴脱。但邪不太深重者，或尚可救。

【医案】

案一（选自《未刻本叶氏医案》）

脉微不耐按，真元已惫，何暇理邪，症危不易图治。

贞元饮

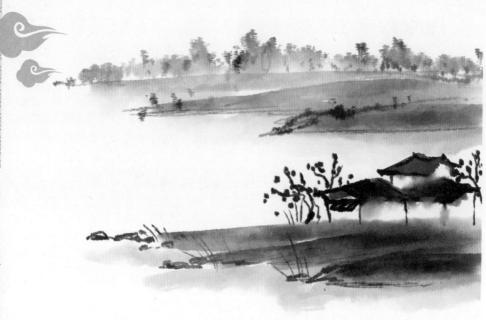

案二（选自《未刻本叶氏医案》）

少阴阳虚，饮逆喘急，不得卧，脉微，法宜温纳。

桂苓五味甘草汤加胡桃肉

【歌诀】（选自《诊家正眼》）

体象歌：微脉极细，而又极软；似有若无，欲绝非绝。

主病歌：微脉模糊，气血大衰。左寸惊怯，右寸气促。左关寒挛。右关胃冷。左尺得微，髓竭精枯；右尺得微，阳衰命绝。

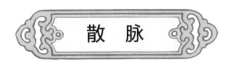

散 脉

【图示】

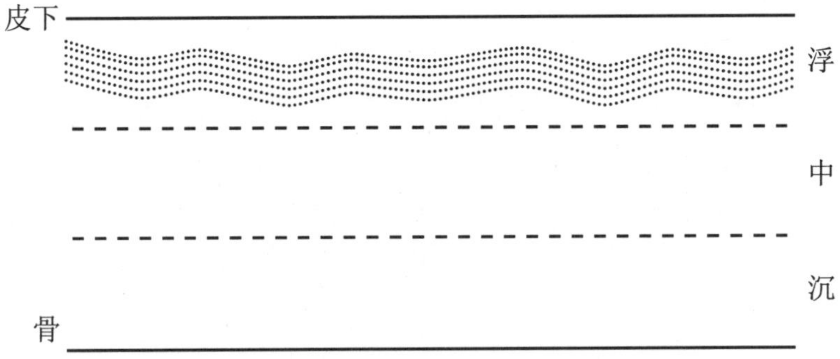

皮下 ————————————————————————
　　　　　　　　　　　　　　　　　　　　　　　　浮

　　　　　　　　　　　　　　　　　　　　　　　　中

　　　　　　　　　　　　　　　　　　　　　　　　沉

骨 ————————————————————————

散脉示意图

【特征】

浮散无根，至数不齐。

【主病】

元气离散。

散脉举之浮散而不聚，稍用重力按之则无，漫无根蒂，故有"散似扬花无定踪"之说，表示正气耗散，脏腑之气将绝的危候。

【医案】

选自《古今医案按》

丹溪治徐质夫，年六十余，因坠马，腰痛不可转侧。

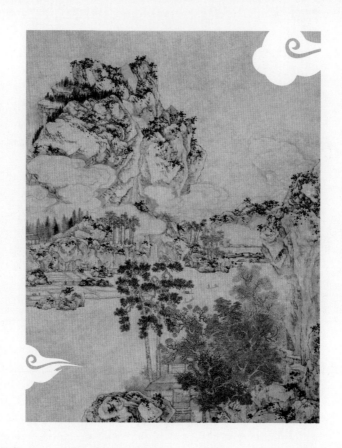

六脉散大，重取则弦小而长，稍坚。朱以为恶血虽有，未可驱逐，且以补接为先。遂令煎苏木、人参、黄芪、芎、归、陈皮、甘草。服之半月后，散大渐敛，食渐进，遂与熟大黄汤调下自然铜等药，一月而安。

【歌诀】（选自《诊家正眼》）

体象歌：散脉浮乱，有表无里；中候渐空，按则绝矣。

主病歌：散为本伤，见则危殆。左寸之散，怔忡不寐；右寸之散，自汗淋漓。左关之散，当有溢饮；右关之散，胀满蛊疾。居于左尺，北方水竭；右尺得之，阳消命绝。

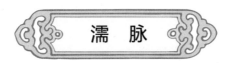

濡 脉

【图示】

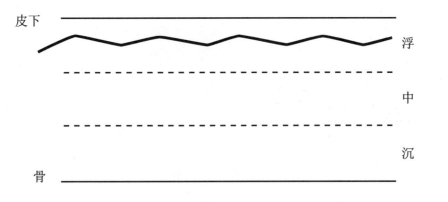

濡脉示意图

【特征】

浮而细软。

【主病】

诸虚，又主湿。

濡脉浮细软，是气血不足，脉道细小，故主诸虚。但湿邪在表时脉亦软而浮小，故又主湿。

【医案】

选自《裘吉生临证医案》

脉濡，湿热蕴结皮肤，全身浮肿，皮肤红疹。用芳淡法。

带皮苓四钱　五加皮三钱　白鲜皮三钱　地骷髅四钱

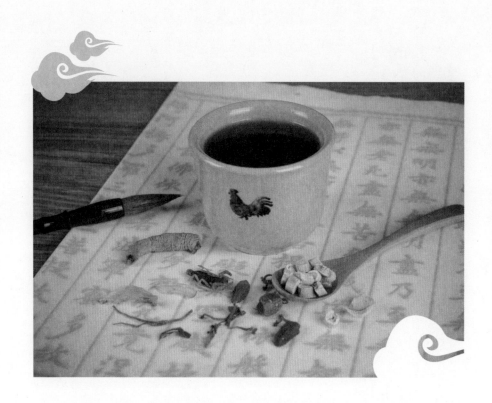

陈皮一钱　桑白皮三钱　葫芦壳三钱　净乳香四分
地肤子三钱　制茅术一钱半

【歌诀】（选自《诊家正眼》）

体象歌：濡脉细软，见于浮分；举之乃见，按之即空。

主病歌：濡主阴虚，髓绝精伤。左寸见濡，健忘惊悸；右寸见濡，腠虚自汗。左关逢之，血不营筋；右关逢之，脾虚湿浸。左尺得濡，精血枯损；右尺得之，火败命乖。

弦 脉

【图示】

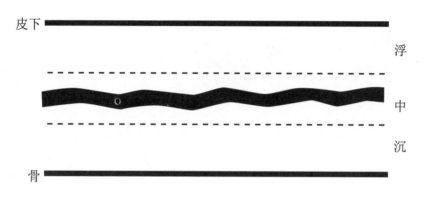

弦脉示意图

【特征】

端直而长，如按琴弦。特点是脉本身的硬度大。

【主病】

肝胆病、诸痛、痰饮、疟疾。

肝胆病时，疏泄功能障碍，肝气不柔，脉气劲急，呈现弦脉。痛证、痰饮可致气机不畅，也可见弦脉。

【医案】

选自《古今医案按》

吕沧州治帅府从事帖木失尔，病下利完谷，众医咸谓洞泄寒中。日服四逆理中辈，弥剧。

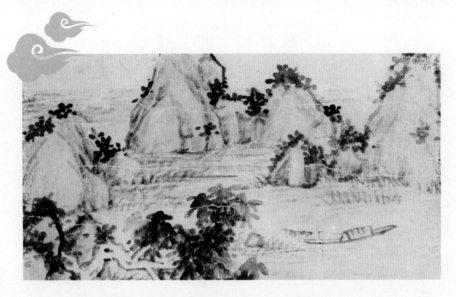

　　吕诊其脉，两尺寸俱弦大，右关浮于左关一倍，其目外眦如草滋，盖知肝风传脾，因成飧泄，非脏寒所致。饮以小续命汤，损麻黄加术三五钱，利止。续命非止利药，饮不终剂而利止者，以从本治故也。

【歌诀】（选自《诊家正眼》）

体象歌：弦如琴弦，轻虚而滑；端直以长，指下挺然。

主病歌：弦为肝风，主痛主疟，主痰主饮。弦在左寸，心中必痛；弦在右寸，胸及头疼。左关弦兮，痰疟症瘕；右关弦兮，胃寒膈痛。左尺逢弦。饮在下焦；右尺逢弦，足挛疝痛。

兼脉歌：浮弦支饮，沉弦悬饮。弦数多热，弦迟多寒。弦大主虚，弦细拘急。阳弦头痛，阴弦腹痛。单弦饮癖，双弦寒痼。

芤 脉

【图示】

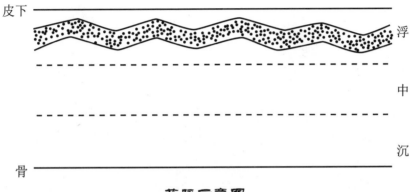

芤脉示意图

【特征】

浮大中空，如按葱管。

【主病】

失血、伤阴。

芤脉浮大无力，按之中空，即上下两旁皆见脉形，而中间独空。因突然失血过多，血量骤然减少，营血不足，无以充脉，或津液大伤，血不得充，血失阴伤则阳无所附而散于外，故见芤脉。

【医案】

选自《古今医案按》

一产妇小腹作痛，有块。脉芤而涩。（薛立斋）以四物

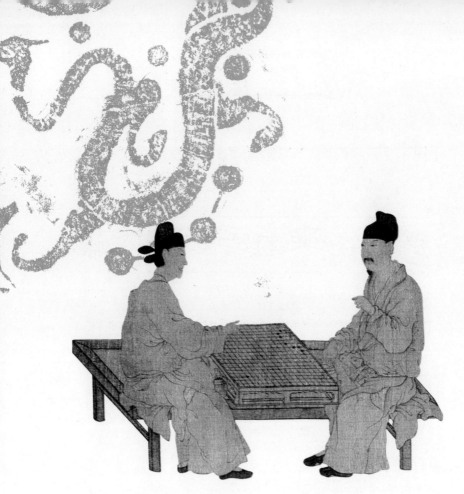

加元胡、红花、桃仁、牛膝、木香治之而愈。

【歌诀】（选自《诊家正眼》）

体象歌：芤乃草名，绝类慈葱；浮沉俱有，中候独空。

主病歌：芤脉中空，故主失血。左寸呈芤，心主丧血；右寸呈芤。相搏阴伤。芤入左关，肝血不藏；芤现右关，脾血不摄。左尺如芤，便红为咎；右尺如芤，火炎精漏。

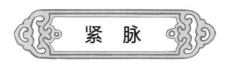

紧脉

【图示】

皮下 ————————————————————————

浮

- - - - - - - - - - - - - - - - - - - -

中

- - - - - - - - - - - - - - - - - - - -

沉

骨 ————————————————————————

紧脉示意图

【特征】

脉来绷急，应指紧张有力，状如牵绳转索，特点是博动的张力大。

【主病】

主寒证、痛证、宿食。

寒主收引，受寒则脉道收缩而拘急，故见脉紧。痛证多因寒邪所致，故亦多见紧脉。

【医案】

选自《古今医案按》

陶节奄治一人，伤寒四五日，吐血不止，医以犀角地黄汤、茅花汤治而反剧。

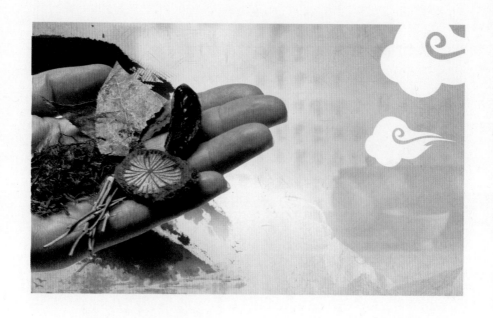

陶切其脉，浮紧而数，曰：若不汗出，邪何由解。
进麻黄汤一服，汗出而解。……故仲景曰：伤寒脉浮紧，
不发汗，因致衄者，麻黄汤主之。盖发其汗，热越而出，
血自止也。

【歌诀】（选自《诊家正眼》）

体象歌：紧脉有力，左右弹指；如绞转索，如切紧绳。

主病歌：紧主寒邪，又主诸痛。左寸逢紧，心满急痛；
右寸逢紧，伤寒喘嗽。左关人迎，浮紧伤寒；右关气口，
沉紧伤食。左尺见之，脐下痛极；右尺见之，奔豚疝疾。

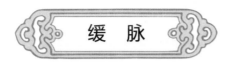

缓 脉

【图示】

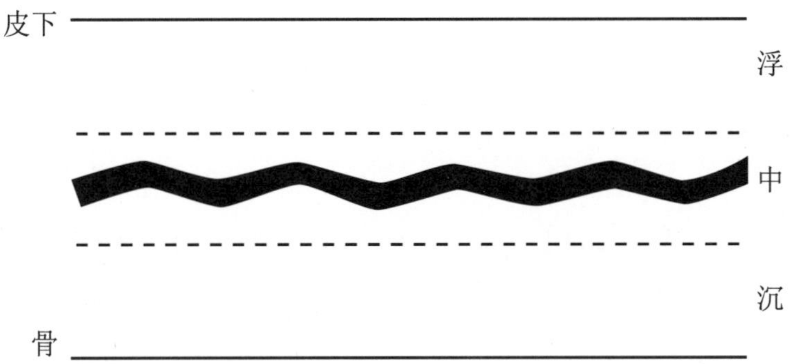

皮下

浮

中

沉

骨

缓脉示意图

【特征】

一息不足四至，来去缓慢。

【主病】

主湿病、脾胃虚弱。

湿性黏滞，气机为湿所困，或脾胃虚弱，气血不足以充盈鼓动，故脉见怠缓。有病之人脉转和缓，是正气恢复之征；若脉来从容不迫，均匀和缓，是正常人的脉象。

【医案】

案一（选自《古今医案按》）

李士材治学宪黄贞父，患肠风，久用四物汤芩、连、槐花之属，屡发不止。面色颇黄，诊其脉，唯脾部浮而缓，此

63

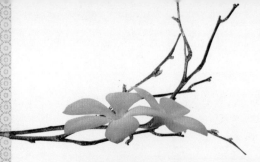

土虚而风湿交乘也。遂用苍术三钱。茯苓、人参、黄芪、升麻、柴胡、防风各一钱，四剂而血止，改服十全大补汤，调养而愈。

案二（选自《古今医案按》）

孙东宿治查景川，遍身痱痤，红而掀痒。诸人以蒺藜、荆芥、升麻、葛根、元参、甘草、石斛、酒芩与之，不愈。又谓为风热，以元参、蝉蜕、羌、防、赤芍、甘草、生地、当归、升麻、连翘、苍耳子服之，饮食顿减，遍身发疮，痛痒不可言。

孙诊之，两手脉俱缓弱，以六君子汤去半夏加扁豆、砂仁、苡仁、山药、藿香、黄芪，一服而饮食进，四帖而痛痒除，十帖疮疥如脱。

【歌诀】（选自《诊家正眼》）

体象歌：缓脉四至，来往和匀；微风轻飏，初春杨柳。

主病歌：缓为胃气，不主于病；取其兼见，方可断证。浮缓风伤，沉缓寒湿。缓大风虚，缓细湿痹。缓涩脾薄，缓弱气虚。右寸浮缓，风邪所居；左寸涩缓，少阴血虚。左关浮缓，肝风内鼓；右关沉缓。士弱湿侵。左尺缓涩，精宫不及；右尺缓细，真阳衰极。

中医药科普读本　第一辑

切脉辨病

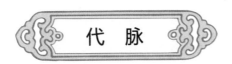

代 脉

【图示】

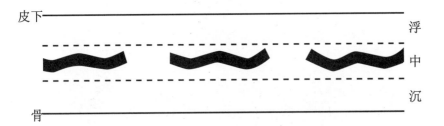

代脉示意图

【特征】

脉来一止，止有定数，良久方来。缓慢而有规则的间歇，间歇时间较长。

【主病】

脏气衰微、风证痛证、七情惊恐、跌打损伤。

脏气衰微，气血亏损，元阳不足，以致脉气不能接续，故脉来微弱而止有定数，且歇止时间较长。至于风证痛证、七情惊恐、跌打损伤诸病而致脉气不能衔接，这与脏气衰微无关。

【医案】

《伤寒论》条文选录：

伤寒，脉结代，心动悸，炙甘草汤主之。

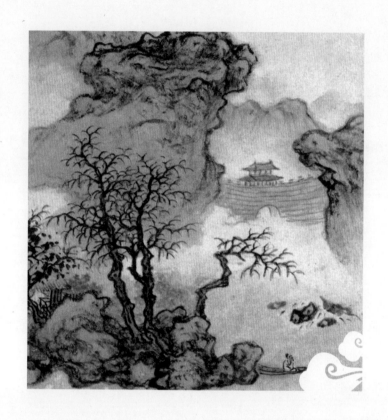

中医药科普读本　第一辑

切脉辨病

【歌诀】（选自《诊家正眼》）

体象歌：代为禅代，止有常数；不能自还，良久复动。

主病歌：代主脏衰，危恶之候。脾土败坏，吐利为咎；中寒不食，腹疼难救。两动一止，三四日死；四动一止，六七日死。次第推求，不失经旨。

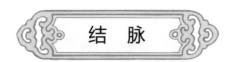

结 脉

【图示】

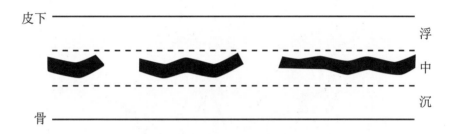

结脉示意图

【特征】

脉来迟缓，时有一止，止无定数。即有不规则的间歇。

【主病】

阴盛气结，痰滞血瘀，瘀血积聚。

阴盛而阳不达，故脉来缓慢而时有歇止。寒痰瘀血使脉气阻滞，故也见结脉。

【医案】

选自《古今医案按》

汪石山治一人，体肥色白，年近六十，痰喘声如曳锯，夜不能卧。汪诊之，脉浮洪，六七至中或有一结。曰：喘病脉洪，可治也，脉结者，痰凝经隧耳，宜用生脉汤加竹沥。服之至十余帖，稍定，患者嫌迟，更医用三拗汤、五拗汤，

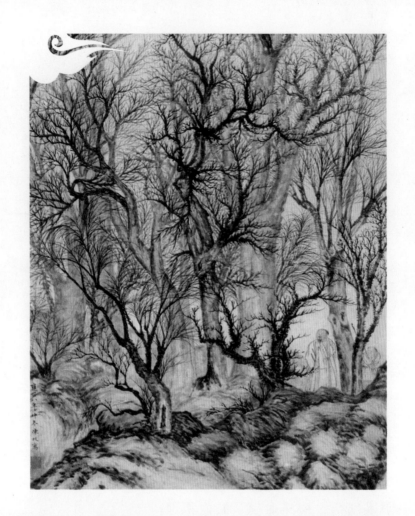

势渐危。于是复以前方，服至三四十帖，病果如失。

【歌诀】（选自《诊家正眼》）

体象歌：结为凝结，缓时一止；徐行而怠，颇得其旨。

主病歌：结属阴寒，亦由凝积。左寸心寒，疼痛可决；右寸肺虚，气寒凝结；左关结见，疝瘕必现；右关结形，痰滞食停。左尺结兮，痿躄之疴；右尺结兮，阴寒为楚。

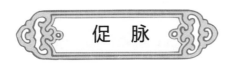

促 脉

【图示】

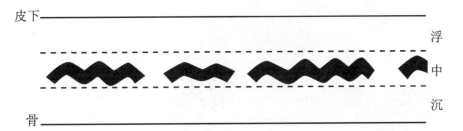

皮下

浮

中

沉

骨

促脉示意图

【特征】

脉来急速而有不规则的间歇。

【主病】

气血痰饮，宿食停滞，阳盛实热，阴不济阳。

阳盛实热，阴不济阳，故脉来急速而时有歇止。凡气、血、痰、食、肿、痛等诸实热均可见此脉，但促而有力。若促而无力，则多是虚脱现象。

【医案】

选自《古今医案按》

茶商李，富人也，啖马肉过伤，腹胀，医以大黄巴豆治之，转剧。抱一翁项彦章后至诊之，寸口脉促，而两尺将绝。

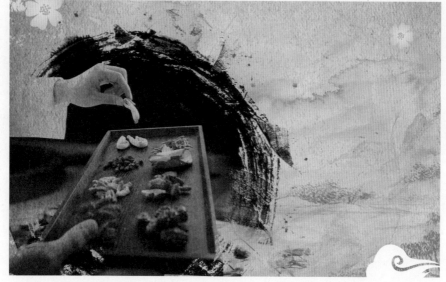

彦章曰：胸有新邪，故脉促，宜引之上达，今反夺之，误矣。饮以涌剂，且置李中座，使人环旋，顿吐宿肉，乃进神芎丸大下之，病去，众咸服。

【歌诀】（选自《诊家正眼》）

体象歌：促为急促，数时一止；如趋而蹶，进则必死。

主病歌：促因火亢，亦由物停。左寸见促，心火炎炎；右寸见促，肺鸣咯咯。促见左关，血滞为殃；促居右关，脾宫食滞。左尺逢之，滑堪忧；右尺逢之，灼热为灾。

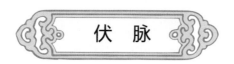

伏 脉

【图示】

皮下 ————————————————————————— 浮

- 中

- 沉

骨 〰〰〰〰〰〰〰〰

伏脉示意图

【特征】

重手推筋着骨始得，甚则伏而不见。

【主病】

邪闭、厥证，也主痛极。

伏脉较动脉部位更深，着于筋骨。常见邪闭、厥证、痛极，因邪气内伏，脉气不得宣通所致。

【医案】

选自《古今医案按》

一妇六月卒死，遍体俱冷，无汗，六脉俱无，三日不醒，但气未绝耳。众用四逆理中，亦不能纳。四日后，慎斋诊之，仍无脉。念人一二日无脉立死，今三日不死，此脉伏也，热

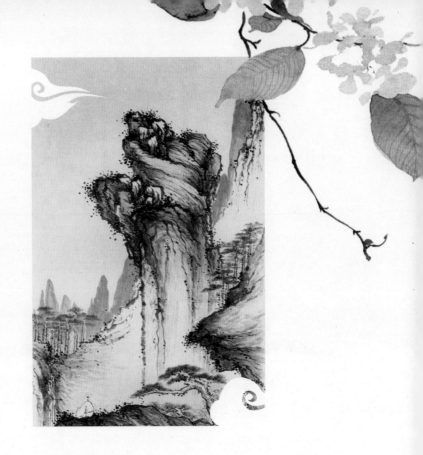

极似寒耳。用水湿青布放身上，一时身热。遂饮冷水五六碗，反言渴。又一碗，大汗出。后以补中益气加黄柏，十帖愈。

【歌诀】（选自《诊家正眼》）

体象歌：伏为隐伏，更下于沉；推筋著骨，始得其形。

主病歌：伏脉为阴，受病入深。伏犯左寸，血郁之证；伏居右寸，气郁之疴。左关值伏，肝血在腹；右关值伏，寒凝水谷。左尺伏见，疝瘕可验；右尺伏藏，少火消亡。

动 脉

【图示】

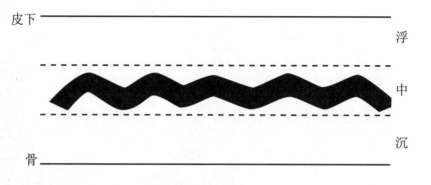

动脉示意图

【特征】

脉形如豆，厥厥动摇，滑数有力。

【主病】

痛、惊。

动脉是阴阳相搏，升降失和，使其气血冲动，故脉道随气血冲动而呈滑数有力，但脉体较短。痛则阴阳不和，气为血所滞；惊则气血紊乱，脉行躁动不安，故痛与惊均可见动脉。

【医案】

选自《古今医案按》

吴辉妻孕时足肿，七月初旬，产后二日，因洗浴即气喘，但坐不得卧者五月矣。恶寒，得暖稍宽，两关脉动，尺寸皆虚无，

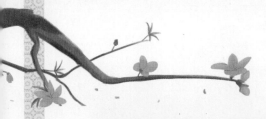

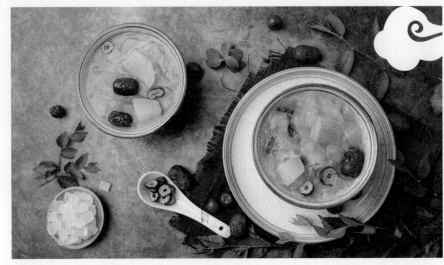

百药不效。

朱（丹溪）以丹皮、桃仁、桂枝、茯苓、干姜、五味、枳实、厚朴、桑皮、紫苏、瓜蒌实煎服，一服即宽，三服得卧，病如失。盖作污血感寒治之也。

【歌诀】（选自《诊家正眼》）

体象歌：动无头尾，其动如豆；厥厥动摇，必兼滑数。

主病歌：动脉主痛，亦主于惊。左寸得动，惊悸可断；右寸得动，自汗无疑。左关若动，惊及拘挛；右关若动，心脾疼痛。左尺见之，亡精为病；右尺见之，龙火奋迅。

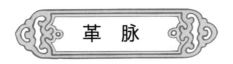

革 脉

【图示】

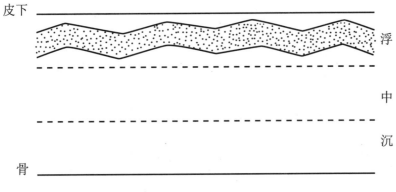

革脉示意图

【特征】

伏而搏指，中空外坚，如按鼓皮。

【主病】

亡血、失精、半产、漏下。

革脉的外强中空，恰似绷急的鼓皮。由于正气不固，精血不能藏以致气无所恋而浮越于外，所以亡血、失精、半产、漏下多见革脉。

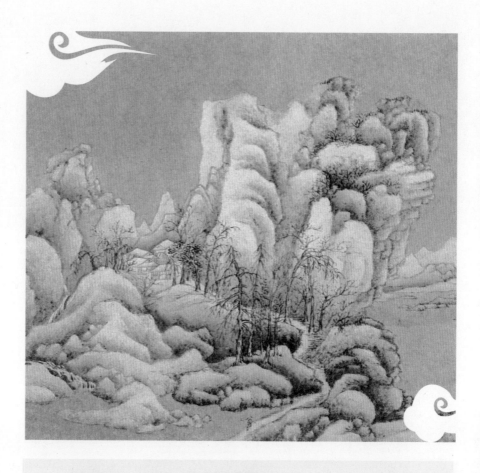

【歌诀】（选自《诊家正眼》）

体象歌：革大弦急，浮取即得；按之乃空，浑如鼓革。

主病歌：革主表寒，亦属中虚。左寸之革，心血虚痛；右寸之革，金衰气壅。左关遇之，疝瘕为祟；右关遇之，土虚为疼。左尺诊革，精空可必；右尺诊革，殒命为忧。女人得之，半产漏下。

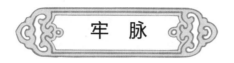

牢 脉

【图示】

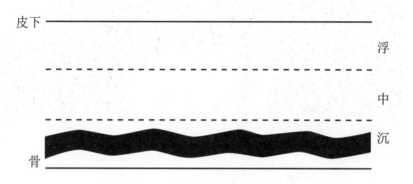

牢脉示意图

【特征】

沉取实大弦长。

【主病】

阴寒内实，疝气症瘕。

牢脉实大弦长，轻取中取均不应，唯沉取始得，坚牢不移。多见病气牢固，证属阴寒内积，阳气沉潜。牢脉主实有气血之分，症积有形肿块，是实在血分；无形痞块，是实在气分。若牢脉见于失血、阴虚等证，便属危重征象。

【医案】

选自《古今医案按》

虞恒得治一妇，年四十余，夜间发热，早晨退，五心烦热

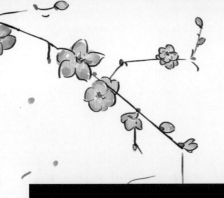

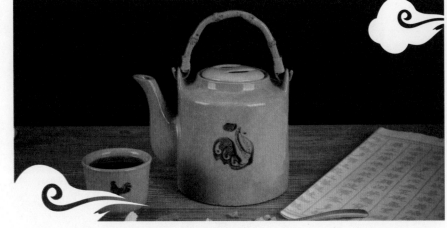

无休止时。半年后，虞诊六脉皆数，伏而且牢，浮取全不应。与东垣升阳散火汤四服，热减大半，胸中觉清快胜前。再与二帖，热悉退。后以四物加知母、黄柏，少佐炒干姜，服二十余帖愈。

【歌诀】（选自《诊家正眼》）

体象歌：牢在沉分，大而弦实；浮中二候，了不可得。

主病歌：牢主坚积。病在于内。左寸之牢，伏梁为病；右寸之牢，息贲可定。左关见牢，肝家血积；右关见牢，阴寒痃癖。左尺牢形，奔豚为患；右尺牢形，疝瘕痛甚。

弱 脉

【图示】

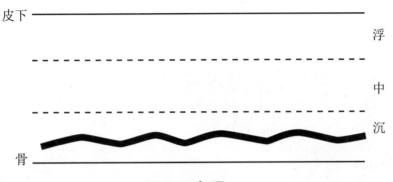

弱脉示意图

【特征】

极软而沉细。

【主病】

气血不足。

弱脉沉取方得,细弱无力。主气血不足诸证,血虚脉道不充,气虚则脉搏乏力。病后正虚,见脉弱为顺,新病邪实,见脉弱为逆。

【医案】

选自《裘吉生临证医案》

脾虚消化失司,患便泄多年,脉细弱,用扶中健脾法。

文元党一钱半　　焦冬术一钱半　　　炙甘草七分

煨木香一钱　　煨干葛一钱　　扁豆衣三钱

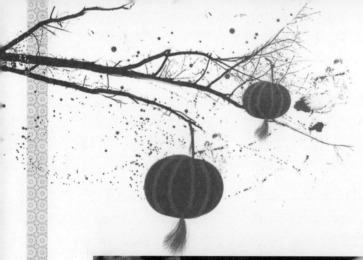

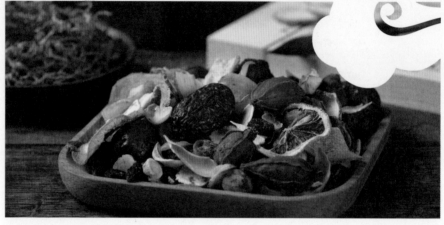

茯苓三钱　　陈皮一钱　　藿梗一钱半

红枣二枚　　姜一片

【歌诀】（选自《诊家正眼》）

体象歌：弱脉细小，见于沉分；举之则无，按之乃得。

主病歌：弱为阳陷，真气衰弱。左寸心虚，惊悸健忘；右寸肺虚，自汗短气。左关木枯，必苦挛急；右关土寒，水谷之疴。左尺弱形，涸流可征；右尺弱见，阳陷可验。

长 脉

【图示】

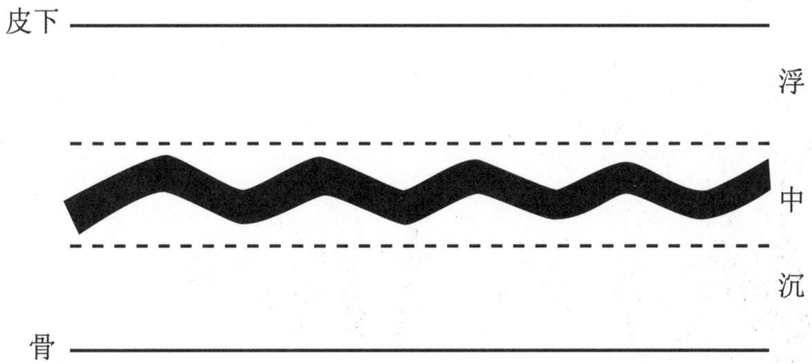

皮下

浮

中

沉

骨

长脉示意图

【特征】

首尾端直，超过本位。

【主病】

肝阳有余，阳盛内热等有余之证。

若脉长而和缓，是中气充足，升降流行畅通，气血都无亏损，是健康人的脉象，所谓"长则气治"。若肝阳有余，阳盛内热，则脉象长而弦硬。凡长而有兼脉，多是病脉。

【医案】

选自《古今医案按》

李士材治郡守于监如，每酒后腹痛，渐至坚硬，得食即痛。

李诊之曰：脉浮大而长，脾有大积矣，然两尺按之软，

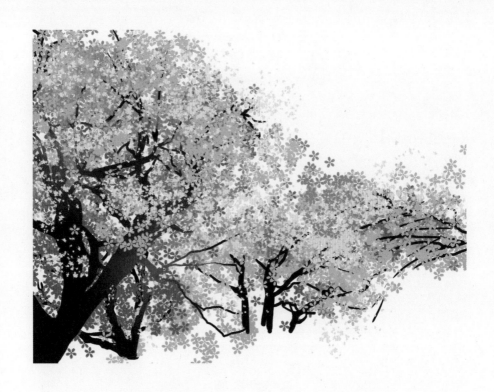

不可峻攻。令服四君子汤七日，投以阴阳攻积丸三钱，但微下。更以四钱服之，下积十余次，皆黑而韧者。察其形不倦，又进四钱，于是腹大痛，所下甚多。仍服四君子汤十日，又进丸药四钱，去积三次，又进二钱，下积至六七碗。脉大而虚，按之关部豁如矣，乃以补中益气调补一月，痊愈。

【歌诀】（选自《诊家正眼》）

体象歌：长脉迢迢，首尾俱端；直上直下，如循长竿。

主病歌：长主有余，气逆火盛。左寸见长，君火为病；右寸见长，满逆为定。左关见长，木实之殃；右关见长，土郁胀闷。左尺见之，奔豚冲兢；右尺见长，相火专令。

中医药科普读本　第一辑

切脉辨病

短 脉

【图示】

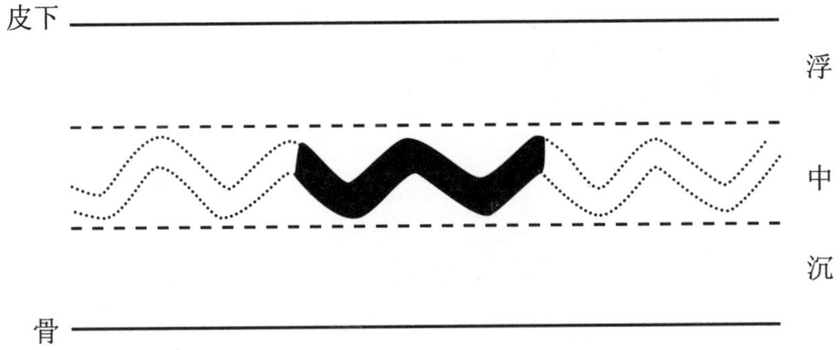

皮下

浮

中

沉

骨

短脉示意图

【特征】

首尾俱短，不能满部。

【主病】

有力为气郁，无力为气损。

短脉是指脉来短于常度，气虚不足，无力鼓动血行，故脉短而无力。所谓"短则气病"。也有因气郁血瘀，或痰滞食积，阻碍脉道，以致脉气不升而见短脉，但短而有力，故短脉不可概作不足论，应注意脉之有力无力。

【医案】

选自《古今医案按》

滑伯仁治一妇人，盛暑洞泄，厥逆恶寒，胃脘当心而痛，自腹引胁，转为滞下，呕哕不食。医以中暑霍乱疗之，益剧。

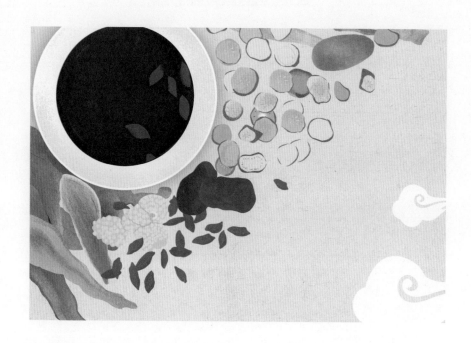

脉三部俱微短沉弱，不应呼吸。曰：此阴寒极矣，不亟温之，则无生理。……于是以姜、附温药，服之七日，诸证悉去。再以丸药除其滞下而安。

【歌诀】（选自《诊家正眼》）

体象歌：短脉涩小，首尾俱俯；中间突起，不能满部。

主病歌：短主不及，为气虚证。短居主寸，心神不定；短见右寸，肺虚头痛。短在左关，肝气有伤；短在右关，膈间为殃。左尺短时，少腹必疼；右尺短时，真火不隆。

疾 脉

【图示】

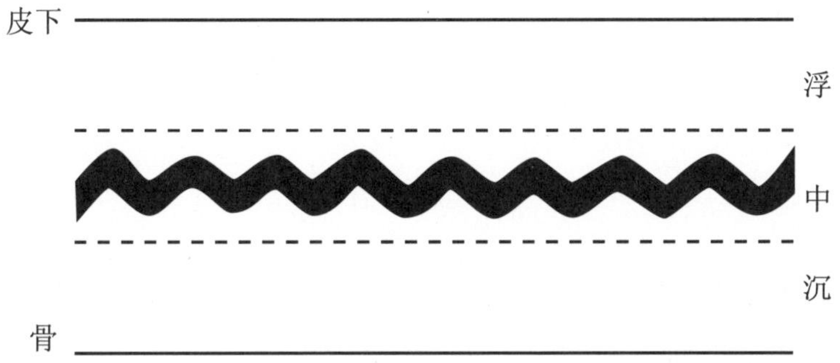

皮下

浮

中

沉

骨

疾脉示意图

【特征】

脉来急疾，一息七八至。

【主病】

阳极阴竭，元气将脱。

疾脉是真阴竭于下，孤阳亢于上，而气短已极之象。伤寒、温病在热极时往往有疾脉，疾而按之益坚是阳亢无制、真阴垂危之候；若疾而虚弱无力是元阳将脱之征。

【医案】

滑伯仁治一妇，体肥而气盛，自以无子，而多服暖宫药，积久火盛，迫血上行为衄，衄必数升余，面赤，脉躁疾，神恍恍如痴。医者犹以上盛下虚，丹药镇坠之。

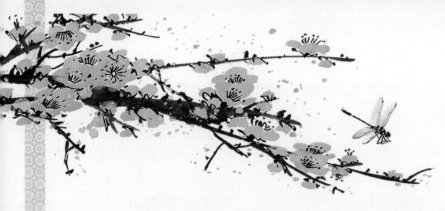

伯仁曰：经云，上者下之。今血气俱盛，溢而上行，法当下导，奈何实实耶？即与桃仁承气汤三四下，积瘀去。继服既济汤，二十剂而愈。

中医药科普读本 第一辑

切脉辨病

【歌诀】（选自《诊家正眼》）

体象歌：疾为急疾，数之至极；七至八至，脉流薄疾。

主病歌：疾为阳极，阴气欲竭；脉号离经，虚魂将绝；渐进渐疾，且多殒灭。左寸居疾，勿戢自焚；右寸居疾，金被火乘。左关疾也，肝阴已绝；右关疾也，脾阴消竭。左尺疾兮，涸辙难濡；右尺疾兮，赫曦过极。

上述 28 种病脉中，有些很相似，容易混淆不清，必须加以鉴别。引起疾病的原因是多方面的，疾病的情况是复杂的，故上述诸病脉在临床上往往不是单独存在，而是数种脉象同见的相兼脉。相兼脉的主病，一般都是各脉主病的综合。历代医家对脉象的鉴别有丰富的经验，如王叔和已指出了一些相类脉象，李时珍则编了较详细的脉歌，徐灵胎则更具体说明了脉象鉴别方法，都是鉴别脉象的好办法。

辨 病

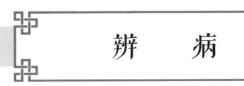

咳 嗽

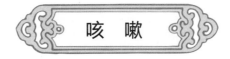

【病症】

咳嗽是由六淫外邪侵袭肺系，或脏腑功能失调，内伤及肺，肺气不清，失于宣肃而成，临床以咳嗽、咳痰为主要表现的肺系疾病。

【辨脉】

脉濡数，多为痰湿蕴肺所致；脉浮或浮紧，多为风寒袭肺所致；脉浮数或浮滑：多为风热犯肺所致；脉弦滑，多为肝火犯肺所致；脉细数，多为肺阴亏耗所致。

【疗方】

方一：紫苏叶、枇杷叶各 10 克，矮地茶 15 克。上药水煎，分 2 次服，每日 1 剂。适用于风热咳嗽。

方二：虎杖 15 克，枇杷叶 10 克，桔梗 6 克，芦根 15 ～ 30 克。上药水煎，分 2 次服，每日 1 剂。适用于燥邪犯肺咳嗽。

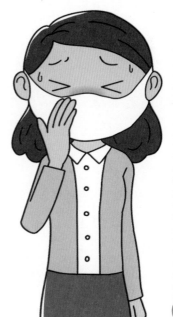

肺痨

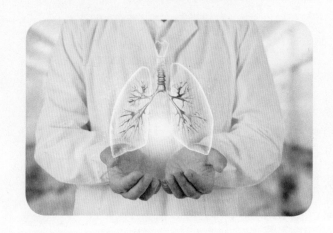

【病症】

肺痨是指由于正气虚弱、感染痨虫、侵蚀肺脏所致的，以咳嗽、咯血、潮热、盗汗以及身体逐渐消瘦等症状为主要表现，具有传染性的慢性消耗性疾病。

【辨脉】

脉微细而数，或虚大无力，多为阴阳两虚所致；脉细数，多为阴虚火旺所致；脉细弱而数，多为气阴耗伤所致；脉涩，多为瘀阻肺络所致。

【疗方】

方一：百部、白及、三七各等量，共研细末，每次取服 1～5 克，每日 3 次。适用于肺结核咳嗽、咯血。

方二：天龙（壁虎）适量，烘干研末，装入空心胶囊内，每次吞服 3 粒，每日 3 次。适用于肺门淋巴结核及胸膜、腰椎结核。

哮 证

【病症】

哮证是由于宿痰伏肺，每遇诱因或感邪而引触，以致痰阻气道、肺失肃降、气道挛急所致发作性的痰鸣气喘疾患。发作时，喉中哮鸣有声，呼吸气促困难，甚则喘息不能平卧为主要临床表现。

【辨脉】

脉弱或细软，多为肺脾气虚所致；脉浮紧，多为风寒束肺所致；脉沉细数，多为肺肾阴虚所致；

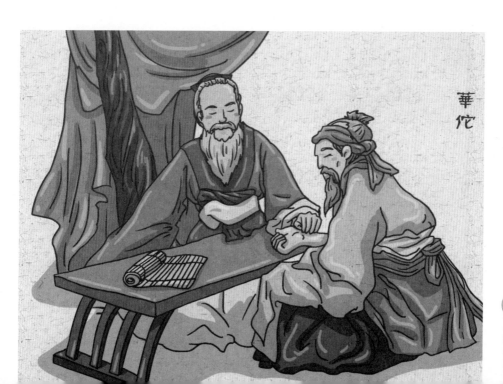

华佗

脉弦滑，多为痰气互结所致；脉滑数，多为痰热壅肺所致；脉微欲绝，多为哮喘发作过程中的阳脱所致。

【疗方】

方一：地龙适量焙干，研细末装胶囊后吞服，每次3克，每日2次。适用于热哮。

方二：僵蚕5条，浸姜汁后晒干，瓦上焙脆，和入细茶适量，共研细末，以开水送服，每日1次。适用于喉中痰鸣。

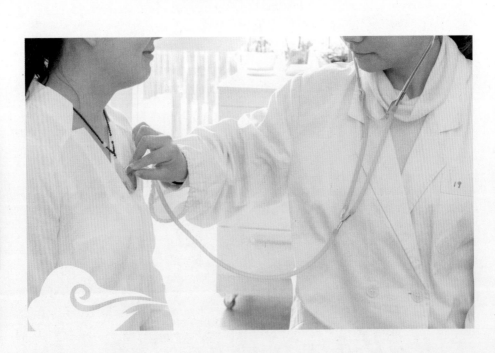

中医药科普读本 第一辑

切脉辨病

痄 腮

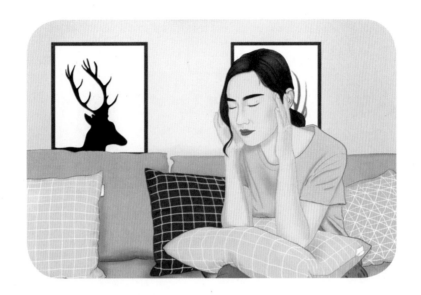

【病症】

痄腮是由感受风温时毒引起的急性疾病。临床表现以发热，耳下腮部漫肿疼痛为主要特征。

【辨脉】

脉浮数，多为瘟毒在表所致；脉洪数，多为热毒蕴结所致；弦数，多为邪窜睾腹所致。

【疗方】

板蓝根、玄参各30克，薄荷6克。上药水煎，分2次服，每日1剂。适用于腮腺炎、中耳炎、扁桃体炎。

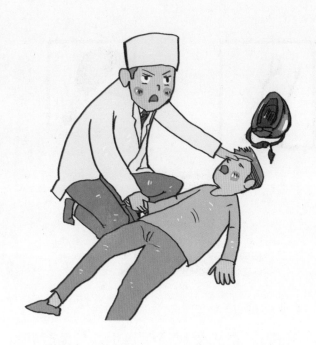

【病症】

中暑是指夏季的高温或烈日下劳作，或处于气候火热湿闷的环境，暑热或暑湿秽浊之邪卒中脏腑、热闭心神，或热盛伤津、引动肝风，或暑闭气机所致以高热汗出、烦躁口渴、神昏抽搐或呕恶腹痛、头痛为主要表现的时行性热病。

【辨脉】

脉洪大，多为暑热内郁所致；脉弦数，多为

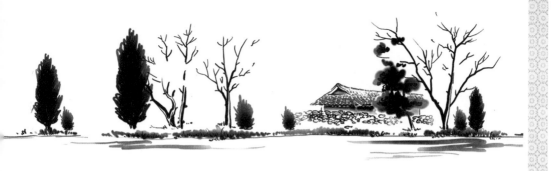

暑热动风所致；脉濡数，多为暑湿袭表所致；脉细数无力，多为暑伤气阴所致；脉滑数或沉，多为热闭心神所致；脉细欲绝，多为气虚阳脱所致。

【疗方】

方一：冰片1克，生石膏30克。共研细末，每取1.5克，以开水送服。适用于中暑发热、胸闷不适。

方二：鲜荷叶或鲜荷花适量，水煎服。适用于身热多汗、烦渴。

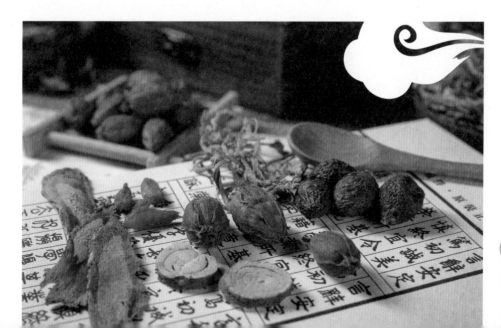

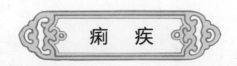

痢 疾

【病症】

痢疾是因外感时邪疫毒，内伤饮食而致邪蕴肠腑、气血壅滞、传导失司，以腹痛腹泻、里急后重、排赤白脓血便为主要临床表现的具有传染性的外感疾病。

【辨脉】

脉濡缓，多为肠道寒湿所致；脉滑数，多为肠道湿热所致；脉沉细而弱，多为脾胃虚寒所致。

【疗方】

方一：鸦胆子，每次 10 ～ 15 粒，装入胶囊或龙眼肉内吞服，每日 3 次，饭后服，连服 2 ～ 10 日。适用于阿米巴痢疾。

方二：石榴皮 30 克，水煎分 2 次服，每日 1 剂。适用于虚寒痢疾、阿米巴痢疾。

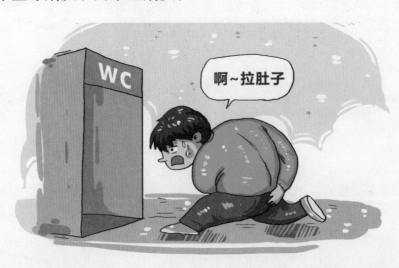

啊~拉肚子

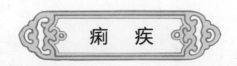

中医药科普读本 第一辑

切脉辨病

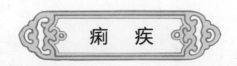

疟 疾

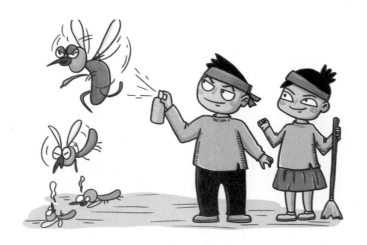

【病症】

疟疾是由于感受疟邪，邪正交争所致，以寒战壮热，头痛汗出，休作有时为特征的疫病类疾病。

【辨脉】

脉弦迟，多为寒湿阻滞所致；脉弦数，多为热炽气分所致；脉洪数或弦数，多为热毒内陷所致；脉沉细，多为寒毒内闭所致。

【疗方】

方一：鲜青蒿120克，或干品50克。水煎15分钟，于疟发前3小时服下。适用于各类疟疾。

方二：何首乌25克，甘草3克。上药浓煎2小时，分3次于食前服用。适用于各类疟疾。

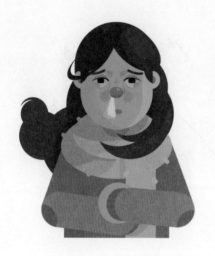

【病症】

感冒，俗称"伤风"，是感受风邪，引起肺卫功能失调，临床出现鼻塞、流涕、喷嚏、恶寒、发热、头痛、全身不适等症状的一种外感性疾病。

【辨脉】

脉浮数，多为风热犯肺，肺卫功能失调所致；脉浮紧，多为风寒袭表，肺卫功能失调所致；脉浮弱，多为素体气虚，复感外邪所致；脉濡数，多为暑邪袭表，肺卫功能失调所致。

【疗方】

苏叶、薄荷、藿香、防风、荆芥、苍术、黄芪各10克，金银花12克，甘草3克。上药为1剂量，煎2次。第1次用清水200毫升，浸泡30分钟，煎取药汁100毫升左右；第2次用清水约120毫升，煎取80毫升，去渣。两次药汁混匀后，分早、中、晚3次温服。

中医药科普读本 第一辑

切脉辨病

96

胃 痛

【病症】

胃痛，又称"胃脘痛"，是由于外感邪气、内伤饮食情志、脏腑功能失调等，导致气机郁滞，胃失所养，以上腹胃脘部近歧骨处疼痛为主的病症。

【辨脉】

脉弦紧，多为寒邪客胃所致；脉弦，多为肝气犯胃所致；脉滑，多为饮食停滞所致；脉滑数，多为湿热中阻所致；脉弦数，多为肝胃郁热所致；脉弦而涩，多为瘀血停滞所致；脉虚弱，多为脾胃虚寒所致；脉细数，多为胃阴亏虚所致。

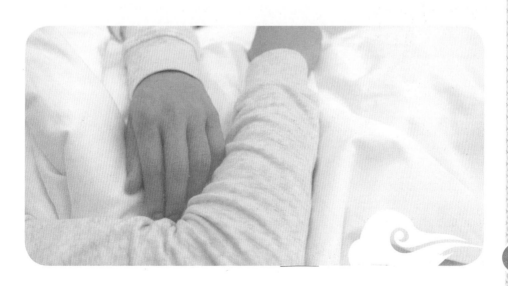

【疗方】

方一：延胡索、高良姜、厚朴各10克，当归6克，肉桂3克。上药水煎，分2次服，每日1剂。适用于寒凝气滞，心腹绞痛，脉紧涩者。

方二：瓦楞子、甘草、炒白术各20克，延胡索15克。上药共研细末，每次服3克，每日3次，饭前30分钟用温开水送服。适用于胃脘疼痛。

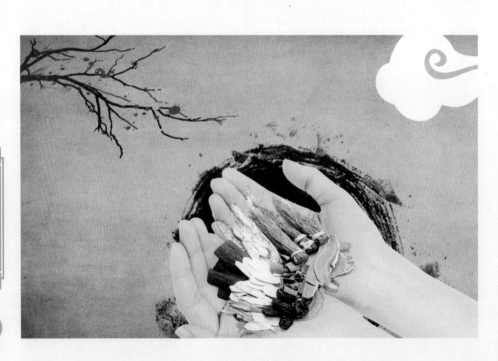

中医药科普读本 第一辑

切脉辨病

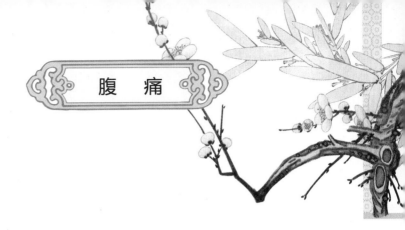

腹　痛

【病症】

腹痛是指胃脘以下、耻骨毛际以上的部位发生疼痛为主要表现的病症。多由脏腑气机不利，经脉失养所致。

【辨脉】

脉滑数，多为湿热壅滞所致；脉沉紧，多为寒邪内阻所致；脉细涩，多为瘀血阻滞所致；脉弦，多为气机郁滞所致。

【疗方】

方一：小茴香 30 克，陈皮、白蔻仁各 15 克。小茴香盐炒后，3 味药混合研细末，瓶装待用。每次取服 3 克，以开水冲服，每日 2～3 次。适用于腹胀、脘满、呕吐。

方二：大黄 12 克（后下），肉桂、干姜各 10 克。上药水煎 2 次，温服，每 2 日 1 剂。适用于寒积里实而致的腹痛。

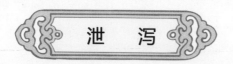

泄 泻

【病症】

泄泻是以排便次数增多，粪质稀薄或完谷不化，甚至泻出如水为特征的病症。

【辨脉】

脉细弱，多为脾虚泄泻所致；脉滑数或濡数，多为湿热泄泻所致；脉浮紧或濡缓，多为寒湿泄泻所致。

【疗方】

方一：陈艾1把，生姜1块，水煎，分2次服，每日1剂。适用于暴泻不止。

方二：车前子20克，炒炭后，水煎，分2次服，每日1剂。适用于水泄不止。

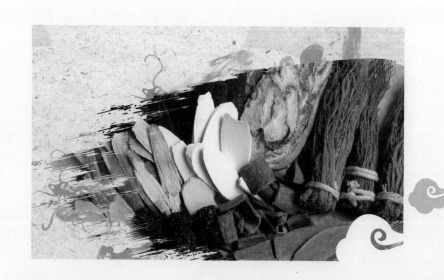

便 秘

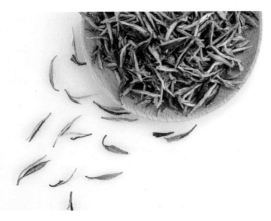

【病症】

便秘是指由于大肠传导失常、导致大便秘结，排便周期延长，粪质干结，排出艰难；或粪便不硬，虽有便意，但便而不畅的病症。

【辨脉】

脉细数，多为阴虚肠燥所致；脉滑数，多为肠胃积热所致；脉沉迟，多为脾肾阳虚所致；脉弦，多为气机郁滞所致；脉虚无力，多为脾气亏虚所致。

【疗方】

方一：肉苁蓉 10 克，每日用开水泡后代茶水频饮。适用于老年体虚。

方二：番泻叶 6 克，以开水泡服，每日 1 剂。适用于实证。

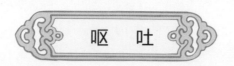

呕　吐

【病症】

呕吐是指胃失和降，气逆于上，胃中之物从口中吐出的一种病症。以呕吐食物、痰涎、水液诸物，或干呕无物为主症，一日数次不等，持续或反复发作，常兼有脘腹不适、恶心纳呆、反酸嘈杂等症状。

【辨脉】

脉濡缓，多为外邪犯胃所致；脉弦，多为肝气犯胃所致；脉滑实，多为饮食停滞所致；脉细数，多为胃阴不足所致。

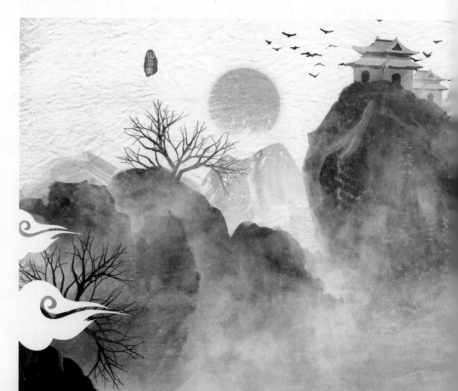

中医药科普读本　第一辑

切脉辨病

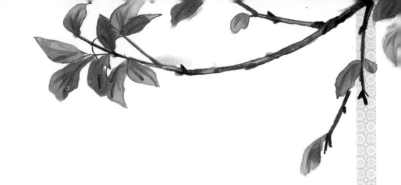

【疗方】

方一：藿香、半夏、陈皮、厚朴、苍术各 3 克，甘草 1 克。上药加水 300 毫升，姜 7 片，枣 2 枚，煎成药汁 200 毫升，于两餐之间服用。适用于一切呕吐不止。

方二：半夏（炒神曲不拘多少，炒黄色后去半夏，留神曲）10 克，丁香 5 克。上药加水 75 毫升，煎成药液 60 毫升，分 2 次口服，每日 1 剂。适用于痰饮呕吐。

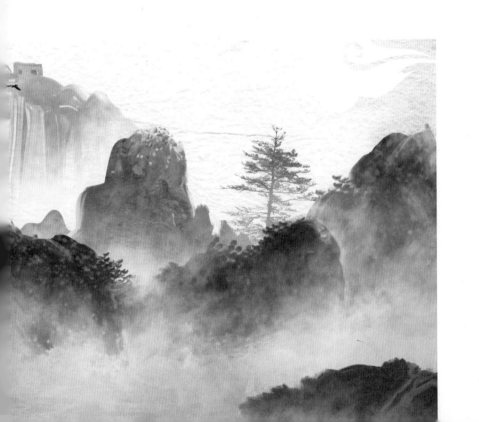

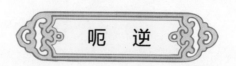

【病症】

呃逆是指胃气动膈，气逆上冲，喉呃连声，声短而频，不能自止为主要表现的病症。

【辨脉】

脉滑数，多为胃火上逆所致；脉迟缓，多为胃中寒冷所致；脉弦，多为气机郁滞所致。

【疗方】

方一：荜澄茄、高良姜各等份，共研细末。每次取6克，水煎后，加食醋少许搅匀后服用，每日3次。适用于胃寒呃逆。

方二：柿蒂20克，水煎，分2次服，每日1剂。适用于气滞呃逆。

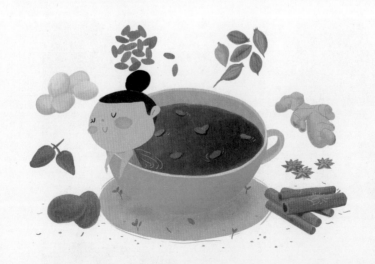

中医药科普读本 第一辑

切脉辨病

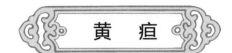

黄 疸

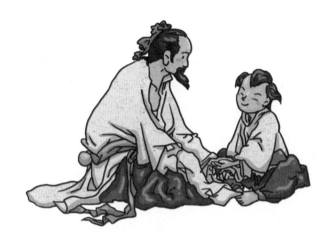

【病症】

黄疸是感受温热疫毒，肝胆气机受阻，疏泄失常，胆汁外溢所致，以目黄、身黄、尿黄为主要临床表现的常见肝胆病症。

【辨脉】

脉濡缓或弦滑，多为湿重于热所致；脉浮弦或弦数，多为温热兼表所致；脉濡缓或沉迟，多为寒湿困脾所致；脉弦数或滑数，多为热重于湿所致。

【疗方】

方一：茵陈15克，焦山楂9克，鸡内金3克，生甘草3克。上药水煎，分2次服，每日1剂。适用于黄疸久郁，脾虚不食。

方二：茵陈15～30克，板蓝根30克，龙胆草15克。上药水煎，分2次服，每日1剂，连服15剂左右。适用于阳黄各型。

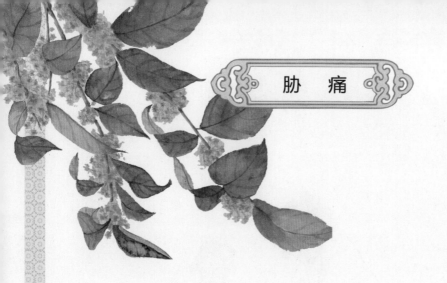

中医药科普读本 第一辑

切脉辨病

【病症】

胁痛是以一侧或两侧胁肋部疼痛为主要表现的一种病症，可见于西医学中的急、慢性肝炎，肝硬化，肝寄生虫病，肝癌，急、慢性胆囊炎，胆石症，胆道蛔虫以及肋间神经痛等。

【辨脉】

脉沉弦，多为瘀血阻络所致；脉弦，多为肝气郁结所致；脉弦细数，多为肝阴不足所致；脉弦滑，多为湿热蕴结所致。

【疗方】

方一：藏红花0.3～0.5克，用白开水吞服，每日服1～2克。适用于肋间神经痛，急、慢性肝炎，胁肋疼痛。

方二：台乌药、制香附各等份，共研细末和匀，每次服1.5～3.0克，每日2～3次。适用于肝气失疏所致的胁痛腹胀。

心 悸

【病症】

心悸是指气血阴阳亏虚，或痰饮瘀血阻滞，心失所养，心脉不畅，引起心中急剧跳动，惊慌不安，不能自主为临床主要表现的心系疾病。

【辨脉】

脉细弱而结代，多为心脾两虚所致；脉细略数或细弦，多为心虚胆怯所致；脉虚而促或结代，多为心阳不振所致；脉滑而促或结代，多为痰火扰心所致；脉涩或结或代，多为心血瘀阻所致。

【疗方】

方一：黄芪、苦参、汉防己、葛根各30克。上药水煎，分2次服，每日1剂。适用于心悸兼气虚。

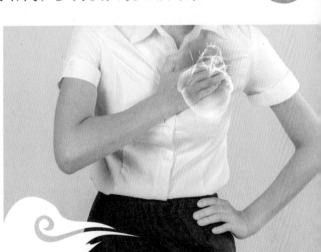

方二：苦参、益母草各20克，炙甘草15克。上药水煎，分2次服，每日1剂。适用于心悸而脉数或促。

【病症】

胸痹心痛是由于正气亏虚、痰浊、瘀血、气滞、寒凝而引起心脉痹阻不畅，临床以膻中穴或左胸部发作性憋闷、疼痛为主要表现的一种病症。

【辨脉】

脉细弦，多为情志不遂时诱发，令心气郁结而致；脉沉细迟，多为中老年人，肾气渐衰，肾阳虚衰不能鼓动五脏之阳，引起心气不足或心阳不振而发；脉弦涩，多为瘀血痹阻所致。

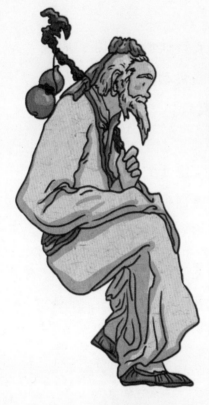

【疗方】

方一：失笑散3克，田七末15克，云南白药中保险子1～2粒，以黄酒送服。适用于心痛甚者。

方二：丹参24克，白芍15克，川芎15克，红花10克，降香6克，上药水煎，分2次服。适用于各证型胸痛。

中医药科普读本 第一辑

切脉辨病

眩 晕

【病症】

眩晕是由于风、火、痰、瘀引起清窍失常，临床以头晕、眼花为主要症状的病症。轻者闭目可止，重者如坐车船，旋转不定，不能站立，或伴有恶心、呕吐、汗出、面色苍白等表现，严重者可突然仆倒。

【辨脉】

脉弦滑，多为痰浊上蒙所致；脉弦细数，多为风阳上扰所致；脉细弱，多为气血亏虚所致；脉弦涩或细涩，多为瘀血阻窍所致。

【疗方】

方一：青葙子10克，草决明15克。上药水煎，分2次服，每日1剂。适用于眩晕各证型。

方二：夏枯草、罗布麻、桑寄生各15克。上药水煎，分2次服，每日1剂。适用于眩晕各证型。

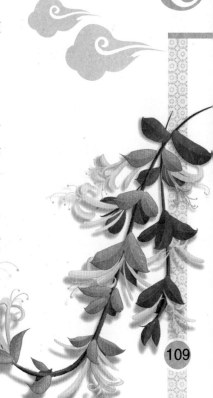

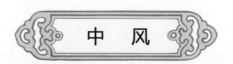

中风

【病症】

中风是由于气血逆乱，产生风、火、痰、瘀，导致脑脉痹阻或血溢脑脉之外，临床上以出现突然昏仆、半身不遂、口眼㖞斜、言语蹇涩或不语、偏身感觉麻木为主要临床表现的脑神经疾病。

【辨脉】

脉弦数有力，多为肝阳暴亢、风火上扰所致；脉

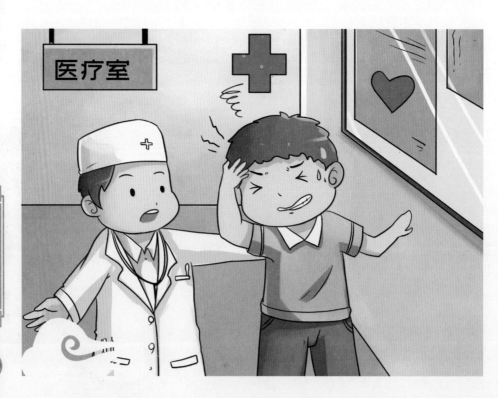

中医药科普读本 第一辑

切脉辨病

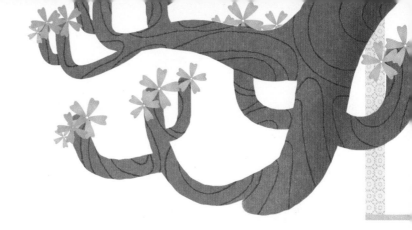

弦滑，多为风痰瘀血、痹阻脉络所致；脉弦滑或偏瘫侧脉弦滑而大，多为痰热腑实、风痰上扰所致；脉沉细、细缓或细弦，多为气虚血瘀所致；脉细弦或细弦数，多为阴虚风动所致；脉弦滑数，多为痰热内闭清窍所致；脉沉缓、沉微，多为元气败脱、神明散乱所致；脉沉滑或沉缓，多为痰湿蒙塞心神所致。

【疗方】

黄芪30克，红花10克，川芎、地龙、川牛膝各15克，丹参30克，桂枝6克，山楂30克。上药水煎，分2次服，每日1剂。具有益气活血、通脉舒络、排滞荡邪、祛瘀生新的功用。适用于中风、痹证偏于气虚血瘀者。

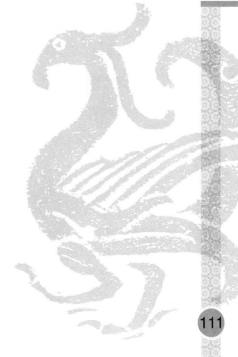

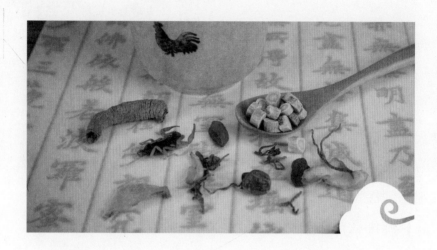

【病症】

不寐是由于心神失养或不安而引起经常不能获得正常睡眠，并有头晕、健忘等为主要表现的脑神经疾病。

【辨脉】

脉弦而数，多为肝郁化火所致；脉数有力或细数，多为心火炽盛所致；脉细而数，多为阴虚火旺所致；脉滑数，多为痰热内扰所致。

【疗方】

方一：炒酸枣仁、麦冬各10克，远志6克。上药水煎，分2次服，每日1剂。适用于不寐阴虚证。

方二：琥珀0.6克，合欢皮、白芍各9克。上药水煎，分2次服，每日1剂，适用于不寐阴血亏虚证。

水　肿

【病症】

水肿是指因感受外邪、饮食失调或劳倦过度，使肺失通调、脾失转输、肾失开合、膀胱气化不利，从而导致体内水液潴留，泛滥肌肤，表现以头面、眼睑、四肢、腹背，甚至全身水肿为特征的病症。

【辨脉】

脉浮数或滑数，多为湿毒侵淫所致；脉浮数或浮紧，多为风水泛滥所致；脉沉缓或沉弱，多为脾阳虚衰所致；脉沉缓，多为水湿浸渍所致；脉沉数或濡数，多为湿热壅盛所致；脉沉细或沉迟无力，多为肾阳衰微所致。

【疗方】

方一：黄芪 60 克，玉米须 30 克，菟丝子 10 克，红枣 10 枚。上药水煎，分 2 次服，每日 1 剂。适用于蛋白尿阳性。

方二：益母草、苏叶各 30 ~ 50 克，上药水煎，分 2 次服，每日 1 剂。适用于蛋白尿阳性。

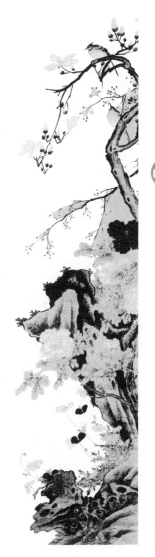

肥　胖

【病症】

肥胖是由于先天禀赋因素、过食肥甘以及久卧久坐、少劳等引起，气虚痰湿偏盛为主、体重超过标准体重 20% 以上，并伴见头晕乏力、神疲懒言、少动气短等症状的一类病症。

【辨脉】

脉濡细，多为脾虚湿困所致；脉弦滑，多为胃热滞脾所致；脉沉弦或涩，多为气滞血瘀所致；脉沉迟无力，多为脾肾阳虚所致。

【疗方】

方一：三七 3 克，补骨脂 12 克，番泻叶（后下）、大黄（后下）各 10 克。上药水煎，分 2 次服，每日 1 剂。适用于肥胖症。

方二：何首乌、当归、鸡血藤各 30 克，茯苓 20 克。上药水煎，分 2 次服，每日 1 剂。适用于肥胖症。

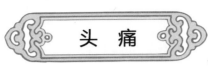
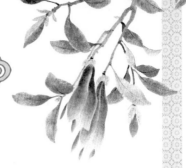

头 痛

【病症】

头痛即指由于外感与内伤，致使脉络绌急或失养，清窍不利所引起的以患者自觉头部疼痛为特征的一种常见病症。

【辨脉】

脉浮数，多为风热犯头所致；脉浮紧，多为风寒犯头所致；脉濡滑，多为风湿犯头所致；脉沉弦有力，多为肝阳上亢所致。

【疗方】

方一：白芷、荆芥、人参（党参加倍用量）各30克，川芎15克。先将白芷洗净，炼蜜为丸（都梁丸），如弹子大。每服以荆芥煎汤调服。适用于头风痛及虚头痛。

方二：当归（酒洗晒干炒）、白芍（炒黄）、煨石膏、炒牛蒡子各120克，上4味药共研细末，备用。用时，每次取药末9克，加白糖3克，睡卧时以陈酒冲服，量饮取汗。适用于偏头痛。

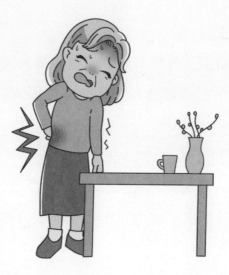

【病症】

腰痛是指腰部感受外邪，或因外伤、肾虚而引起的气血运行失调，脉络绌急，腰府失养所致的以腰部一侧或两侧疼痛为主要症状的一种病症。

【辨脉】

脉濡数或弦数，多为湿热腰痛所致；脉沉紧或沉迟，多为寒湿腰痛所致；脉细，多为肾虚腰痛所致。

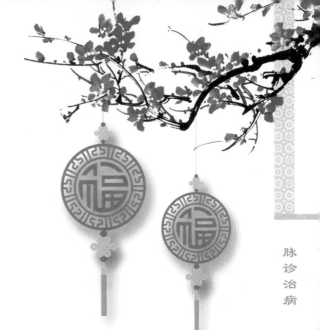

【疗方】

方一：杜仲（炒去丝）、木香各120克，官桂30克。上药共研细末，每次取6克，空腹时以温酒调下。适用于寒性腰痛。

方二：白术40～120克，薏苡仁30～90克，芡实30～60克，川续断、桑寄生各20克。上药水煎，分2次服，每日1剂。适用于非腰椎本身器质性病变所致的腰痛。

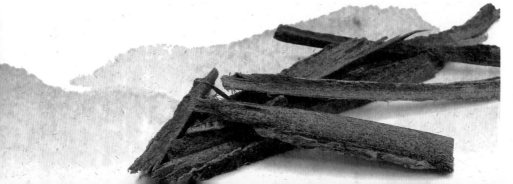

消 渴

【病症】

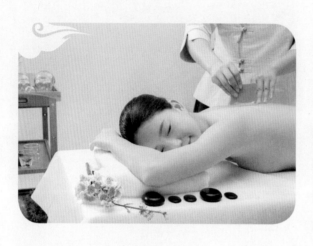

消渴是指因恣食肥甘，或情志过极、房事不节、热病之后等，郁热内蕴，气化失常，津液精微不能正常输布而下泄，阴虚燥热所致，以口渴、多饮、多食、消瘦、尿多而甜为主要表现的脾系疾病。

【辨脉】

脉滑数，多为胃热炽盛所致；脉洪数，多为肺热津伤所致；脉沉细无力，多为阴阳两虚所致；脉细数，多为肾阴亏虚所致。

【疗方】

方一：乌梅 10 克，天花粉 12 克，黄芪 30 克，黄精 15 克，黄连 3 克。上药水煎，分 2 次服，每日 1 剂，适用于糖尿病病情反复，并发冠心病、高血压症、皮肤瘙痒症及白内障等症。

方二：西瓜皮、冬瓜皮各 15 克，天花粉 12 克。上药加水煎取，每次浓煎至半杯口服，每日 2 剂。适用于糖尿病口渴、尿浊。

附录

FULU

文中所涉方法请在医
生指导下进行，请勿自
行尝试。

《濒湖脉学——四言诀》选注

经脉与脉气

1.脉乃血脉，气血之先。血之隧道，气息应焉。其象法也，血之府也。心之合也，皮之部也。

注：全身的气血运行，必须通过经脉的先导作用才能完成。凡经脉所在的地方，就是气血所到的地方，而且是与气息相关。一呼一吸，叫作一息。

2.资始于肾，资生于胃。阳中之阴，本乎营卫。营者阴血，卫者阳气。营行脉中，卫行脉外。

注：脉气靠先天之肾气，后天之胃气、营气、卫气互相结合才能维持正常活动。

3.脉不自行，随气而动。气动脉应，阴阳之义。气如风箱，血如波澜。血脉气息，上下循环。

注：经脉本身不能单独运动，一定要随着胃气和宗气的运动才能运动。脉属阴，气属阳，阴脉阳气配合起来，便发生无休止的运动，往复循环。

部位与诊法

1.初持脉时，令仰其掌，掌后高骨，是谓关上。关前为阳，关后为阴。阳寸阴尺，先后推寻。寸口无脉，求之臂外。是谓反关，本不足怪。

注：看掌后高骨处为关部，关前为寸部，属阳，关后为尺部，属阴。

2.心肝居左，肺脾居右，肾与命门，居两尺部。左为人迎，右为气口。神门决断，两在关后。人无二脉，病死不救，左大顺男，右大顺女。男女脉同，唯尺则异，阳弱阴盛，反此病至。

注：脏腑气机的变化，都可以在寸口反映出来。并各有它一定的部位。如：左手寸部属心，关部属肝胆，尺部属肾，小肠，膀胱。右手寸部属肺，关部属脾胃，尺部属命门，大肠。男子阳气偏盛，以左手脉搏稍大为顺。女子阴血偏盛，以右手脉搏稍大为顺。再与寸部，尺部相互比较，寸为阳，尺为阴，男子阳气盛，以寸脉盛，尺脉弱为宜。女子阴血偏盛，以尺脉盛，寸脉弱为宜。如果两者相反，便说明是有了病变。

3.脉有七诊，曰浮、中、沉、上、下、左、右，消

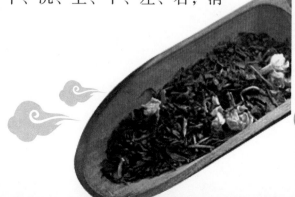

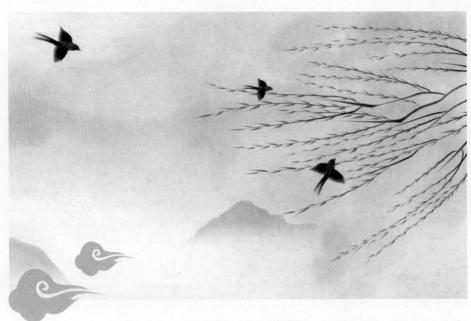

息求寻。以有九候，举按轻重。三部浮沉，各候五动。

注：七诊，浮取能观察有无外感表证，中取能观察脾胃功能的变化，沉取能观察有无内伤里证。上指寸部，下指尺部，左指左手，右指右手。诊脉时要上下比较，又要左右对照。九候，即左右寸关尺部各浮中沉取。

4.寸候胸上，关候膈下。尺候于脐，下至跟踝。左脉候左，右脉候右。病随所在，不病者否。

注：凡属胸膈以上至于头的疾病，可以在寸部观察。胸膈以下至脐上的在关部观察。脐上至足在尺部观察。左半身在左手观察，右半身在右手观察。

五 脏 平 脉

1. 浮为心肺，沉为肾肝。脾胃中州，浮沉之间。心脉之浮，浮大而散。肺脉之浮，浮涩而短。肝脉之沉，沉而长弦。肾脉之沉，沉实而软。脾胃脉来，总宜和缓。命门元阳，两尺同断。

注：心脉的浮，浮中显得大而散，就是指尖稍微着力，脉体粗大，再着力，脉体阔大软散。肺脉的浮，浮中显得涩而短，就是指头稍微着力，脉的搏动带有滞涩的感觉，再着力，显得有一种短促的感觉。肝脉在沉中出现，不仅脉形显得较长，还具有张力较大的弦象。肾脉也在沉中出现，但有壮实兼软滑的感觉。脾胃的脉象，总不快不慢，和缓为上。

2. 春弦夏洪，秋毛冬石，四季和缓，是谓平脉，太过实强，病生于外，不及虚微，病生于内，四时百病，胃气为本，脉贵有神，不可不审。

注：四季会影响脉搏的强弱，但脉来和缓，搏动均匀就是正常的，脉强或脉弱都不正常。

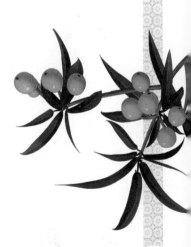

诸 脉 形 态

浮 脉 类

1.浮脉法天，轻手可得。泛泛在上，如水漂木。

注：浮脉似木浮水里，只要手轻微触到皮肤就可以感到脉动。

2.有力洪大，来盛去悠。

注：浮脉里有七种不同的脉象，浮而有力，脉体粗大，一来一去地搏动，极其充盛而又持久的，是洪脉。

3.无力虚大，迟而且柔。

注：浮而无力，脉体虽大，却是极柔软，搏动又较迟缓的，是虚脉。

4.虚甚则散，涣漫不收。

注：比虚脉还显得涣漫不清楚，稍加重按就摸不着的，是散脉。

5.有边无中，其名曰芤。

注：若浮而中空，外边有，中间无，这是芤脉。

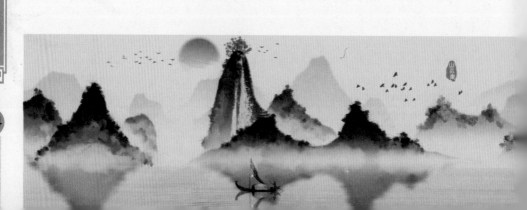

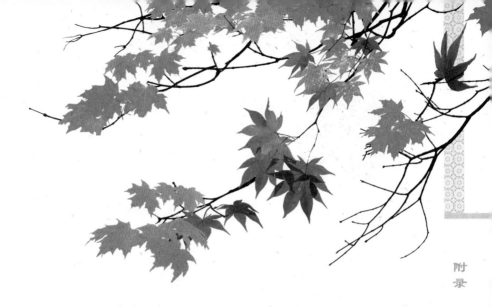

6. 芤而急弦，革脉使然。

注：比芤脉更加弦急的，是革脉。

7. 浮小而软，绵浮水面。

注：浮而细软无力，好像棉絮浮在水面一样，是软脉。

8. 软甚则微，不任寻按。

注：比软脉还要软而细小的，稍用力按，脉搏就似无法按寻的，是微脉。

沉 脉 类

1. 沉脉法地，近于筋骨。

注：沉脉必须手指用力重按，直按到筋骨上才可能摸着它。

2. 深深在下，沉极为伏。

注：伏脉必须用手指使劲推筋肉，才能感觉到脉搏在深处隐隐约约跳动。

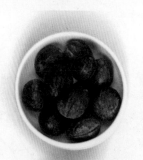
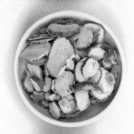
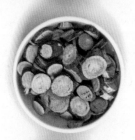
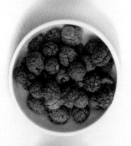
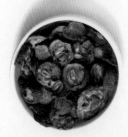

3.有力为牢，实大弦长。

注：牢脉是沉而有力，来势充实，形体阔大，还兼有长而且弦的形状。

4.牢甚则实，愊愊而强。

注：实脉是比牢脉还坚实，搏动极其强而有力。

5.无力为弱，柔小如绵。

注：弱脉是沉而无力，软弱如绵又极细小的。

6.弱甚则细，如蛛丝然。

注：细脉是比弱脉还要小的就像蜘蛛丝那么一点的。

迟　脉　类

1.迟脉属阴，一息三至。

注：迟脉是阳虚阴盛的脉象，一呼一吸才三次。

2.小快于迟，缓才及四。

注：要与缓脉区别，缓脉的搏动要比迟脉稍快，一呼一吸刚好四次，而且搏动均匀和缓。

3.二损一败，病不可治。

注：如果一息两次的是损脉。一息搏动一次的是败脉。

4.两息夺精，脉已无气。

注：更有两息内仅搏动一次的，是夺精脉。

5.迟细为涩，往来极难。

注：凡是出现以上三种脉象的病已极其严重。

6.似止非止，短散两兼。

注：至于脉来迟细，搏动又艰涩困难，甚至有些像短散脉和歇止脉，但它并不歇止只是在短暂的时刻内稍微迟滞一下就过去了的，是涩脉。

7.结则来缓，止而复来。

注：脉来迟缓，时或有一次歇止，歇止的间隔是不规则的，歇止后又马上再搏动的，是结脉。

8.代则来缓，止不能回。

注：脉来迟缓但它是很均匀地歇止，并经过较长的歇止时刻，才开始再搏动的，是代脉。

数　脉　类

1.数脉属阳，六至一息。

注：数脉是阴虚阳盛，一息六次。

2.七疾八极，九至为脱。

注：七次是疾脉，八次是极脉，九次是脱脉。

3.往来流利，是谓之滑。

注：至于脉搏往来流利的是滑脉。

4.有力为紧，弹如转索。

注：脉来左右弹动，如绳索转绞似的是紧脉。

5.数见寸口，有止为促。

注：数而时歇止，特别多见于寸部的，是促脉。

6.数见关中，动脉可候。厥厥动摇，状如小豆。

注：数而坚紧，搏动有力，指下有豆粒般大一点陇然高起而摇动不休的感觉，又常见于关部的是动脉。

长 脉 类

1.长则气治，过于本位。

注：长脉是超越寸或尺部的本位而有余，只要是长中带有柔软和之象并不弦急的，便是正气充沛的反映。

2.长而端直，弦脉应指。

注：如果脉长而具有挺直的形象，弛张力亦较大的，是弦脉。

3.短则气病，不能满部。不见于关，唯尺寸候。

注：脉不长而短，无论在寸或尺部都表现为不满足而短缩，这便是气血虚损的短脉。

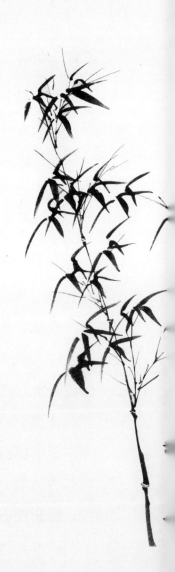

诸 脉 主 病

浮 脉 类

1. 一脉一形，各有主病。

注：一脉一形，各有各的主病。

2. 数脉相兼，则见诸症。

注：几个脉相兼，可见于各种症候。

3. 浮脉主表，里必不足。

注：浮脉主要表现于外感表证，也可见于里虚不足的症候。

4. 有力风热，无力血弱。

注：但外感表证，多见浮而有力，里虚血弱，多见浮而无力。

5. 浮迟风虚，浮数风热。

注：脉浮而迟的，多见于气虚伤风。脉浮而数的，多见于外伤风热。

6. 浮紧风寒，浮缓风湿。

注：风寒表邪滞于经脉，多见浮而紧。风湿邪气留于肌肉，多见浮而缓。

7. 浮虚伤暑，浮芤失血。

注：暑伤元气，脉来浮虚。大失血后，脉来浮芤。

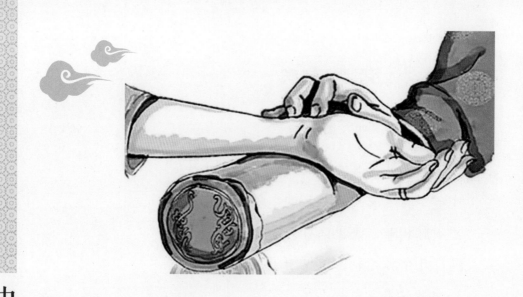

8.浮洪虚火，浮微劳极。

注：阴虚火旺，常见浮洪。虚损劳极，常见浮微。

9.浮软阴虚，浮散虚剧。

注：阴精虚损的，脉见浮软。气血极虚的，脉见浮散。

10.浮统痰饮，浮滑痰热

注：若痰饮内盛，脉见浮而弦。痰热壅滞，脉见浮而滑。

沉　脉　类

1.沉脉主里，主寒主积。

注：沉脉出现有三种，一、内伤里证。二、阴寒邪气。三、各种积聚。固定在某一部位叫积，发作有时，碾转移痛叫聚。

2.有力痰食，无力气郁。

注：沉而有力，多为痰饮和伤食的病变。沉而无力，多由气机郁滞所致。

3.沉迟虚寒，沉数热伏。

注：脉来沉迟，多是虚寒为病。脉来沉数，多为热邪内伏。

4.沉紧冷痛，沉缓水蓄。

注：沉而兼紧，以寒凝冷痛为多。沉而兼缓，以水气蓄积的为多。

5.沉牢痼冷，沉实热极。

注：沉而兼牢的，多为冷病。沉而兼实的，是里热盛极。

6.沉弱阴虚，沉细痹湿。

注：沉而弱的，是阴精虚损。沉而细的，是湿邪痹。

7.沉弦饮痛，沉滑宿令。

注：沉而弦的，是痰饮为病的痛症。沉而滑的，是宿食为病的积证。

8.沉伏吐利，阴毒聚积。

注：沉而伏的，是阴毒和聚积不消发为剧烈吐泻的时候。

长 脉 类

1.迟脉主脏，阳气伏潜。

注：五脏的虚寒病变，多为迟脉，尤其是阳气潜伏在里，不能通达于外的时候，脉的搏动显著变迟。

2.有力为痛，无力虚寒。

注：如寒凝腹痛，脉来迟而有力。如由于阳气不足而引起的虚寒症，脉来迟而无力。

3.数脉主腑，主吐主狂。

注：六腑的邪热病变，反映在脉搏方面，多为数脉。如胃热上逆的呕吐、热伤神志的发狂等多见数脉。

4.有力为热，无力为疮。

注：如实热炽盛，脉数有力。疮疡溃脓时脉来无力。

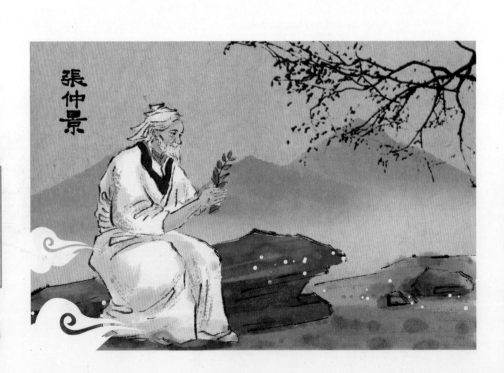

張仲景

中医药科普读本 第一辑

切脉辨病

妇儿脉法

妊娠脉象

1.妇人之脉，以血为本。

注：妇女的脉象，主要靠血的功能。

2.血旺易胎，气旺难孕。

注：如果血旺，则容易怀孕，如果气旺则不容易怀孕。

3.少阴动甚，谓之有子。

注：少阴脉动甚，是妊子的表现。

4.尺脉滑利，妊娠可喜。

注：尺脉滑而流利，是怀孕的表现。

5.滑疾而散，胎必三月。

注：滑脉疾而散，是怀孕 3 个月的表现。

6.但疾不散，五月可必。

注：滑脉疾而不散，是怀孕 5 个月的表现。

7.左疾为男，右疾为女。

注：左侧尺脉疾一般怀的是男孩，右侧尺脉疾一般怀的是女孩。

8.女腹如箕，男腹如釜。

注：如果是怀的是女孩，妈妈的腹部像箕。如果是怀的是男孩，妈妈的腹部像釜。

小 儿 脉

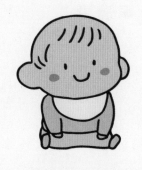
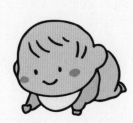

1. 小儿之脉，七至为平。

注：诊小儿脉搏只需有一个指头，一息七至为正常。八、九为热，四、五为寒。小儿只需分辨出强、弱、缓、急就可以了。强为实，弱为虚，缓为正，急为邪。

2. 更察色症，与虎口文。

注：还要观察小儿的面色，青白色为阴邪，黄赤色为阳热。青色主风，主肝邪，主脾胃虚寒，主心腹疼痛，主暴惊，主惊风。白色主气虚，气脱，主脾肺不足，主寒泻。赤色主火，主痰热，主急惊，主闭结，主伤寒热症。黑色主水湿，主阴寒，主厥逆，主痛极。黄色主积聚，主蓄血，主脾病胀满。两颧鲜红，时显时隐，是虚阳外越，为阴虚，不同于实热症。小儿还要诊虎口纹：食指第一节为风关，第二节为气关，第三节为命关。

奇经八脉诊法

1. 奇经八脉，其诊有别。

注：手太阴肺经，手阳明大肠经，足阳明胃经，足太阴脾经，手少阴心经，手太阳小肠经，足太阳膀胱经，足少阴肾经，手厥阴心包经，手少阳三焦经，足少阳胆经，足厥阴肝经，这是十二正经。奇经有任脉，督脉，冲脉，带脉，阳跷脉，阴跷脉，阳维脉，阴维脉。

2. 直上直下，浮则为督。

注：督脉病变时寸关尺都浮，直上直下颇有弦长的形象。

3. 牢则为冲，紧则任脉。

注：冲脉病变时三部都牢，颇有弦实的形状。任脉为病时寸脉见紧。

4. 寸左右弹，阳跷可决。

注：阳跷脉为病时寸部见紧，左右动弹。

5. 尺左右弹，阴跷可别。

注：阴跷脉为病时尺部见紧，左右动弹。

6. 关左右弹，带脉当诀。

注：带脉为病时关部见紧，左右动弹。

7. 尺外斜上，至上阴维。

注：阴维脉为病时尺部多见斜向大指外而上至寸部，脉沉大而实。

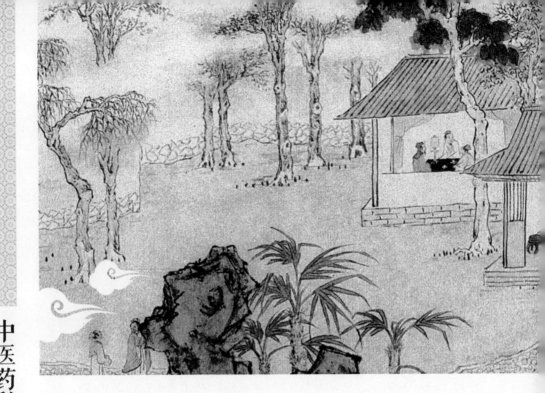

8. 尺内斜上，至寸阳维。

注：阳维脉为病时尺部脉多见斜向小指内而上至寸部，脉浮大而实。

9. 督脉为病，脊强癫痫。

注：督脉背脊循行，主一身的阳气，督脉病变时多为阳虚。

10. 任脉为病，七疝瘕坚。

注：任脉沿腹部正中由下而上行，主一身血，任脉病变时多为血分的虚寒。

11. 冲脉为病，逆气里急。

注：冲脉挟脐左右上行，为身中血海之一，发病时气往上逆，腹内里急。

12. 带主带下，脐痛精失。

注：带脉从季胁部环身一周，它的病变主要为妇科病，

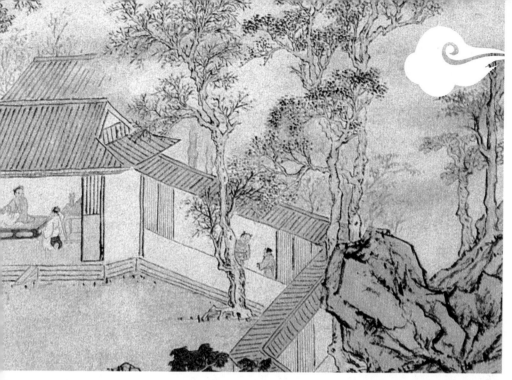

带下病，脐腹疼痛，遗精。

13.阳维寒热，目眩僵仆。

注：阳维脉足外侧上行，维系一身卫气，为病时卫虚不固外，便见恶寒发热的表证。

14.阴维心痛，胸胁刺筑。

注：阴维脉循足内侧上行，维系一身的阴血，为病时营血虚不能养心脏使心痛，胸胁刺痛，心悸不安。

15.阳跷为病，阳缓阴急。

注：阳跷脉循足外侧上行，为病时内踝以上经脉拘急，外踝以上经脉弛缓。

16.阴跷为病，阴缓阳急。

注：阴跷脉循足内侧上行，为病时外踝以上经脉拘急，内踝以上经脉弛缓。

相兼脉与主病

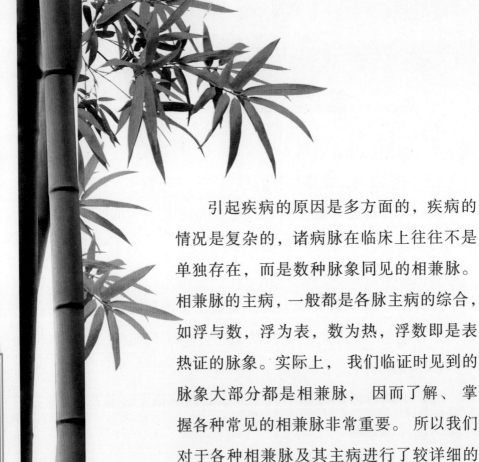

中医药科普读本 第一辑

切脉辨病

138

　　引起疾病的原因是多方面的，疾病的情况是复杂的，诸病脉在临床上往往不是单独存在，而是数种脉象同见的相兼脉。相兼脉的主病，一般都是各脉主病的综合，如浮与数，浮为表，数为热，浮数即是表热证的脉象。实际上，我们临证时见到的脉象大部分都是相兼脉，因而了解、掌握各种常见的相兼脉非常重要。所以我们对于各种相兼脉及其主病进行了较详细的记述。

1. 浮脉类相兼脉

浮数脉——表热证、外感风热，内有里热

浮紧脉——表寒证、风寒痹病疼痛

浮缓脉——风邪伤卫，营卫不和

浮滑脉——表证挟痰、外感表邪，内有痰湿

浮弦脉——外感表证兼有疼痛、外感表证，内有肝郁

《医宗金鉴》：浮阳主表，风淫六气。有力表实，无力表虚。

浮迟表冷，浮缓风湿。浮濡伤暑，浮散虚极。

浮洪阳盛，浮大阳实。浮细气少，浮涩血虚。

浮数风热，浮紧风寒。浮弦风饮，浮滑风痰。

《四言举要》：浮脉主表，里必不足。有力风热，无力血弱。

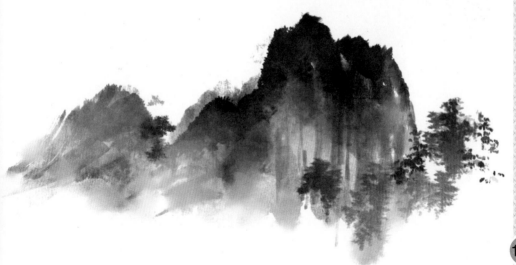

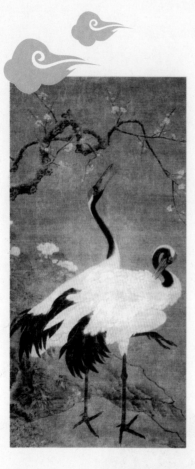

浮迟风虚，浮数风热。浮紧风寒，浮缓风湿。

浮虚伤暑，浮花失血。浮洪虚火，浮微劳极。

浮濡阴虚，浮散虚剧，浮弦痰饮，浮滑痰热。

《诊家正眼》：无力表虚，有力表实。浮紧风寒，浮迟中风。

浮数风热，浮缓风湿。浮就失血，浮短气病。

浮洪虚热，浮虚暑惫。浮涩血伤，浮濡气败。

2. 沉脉类相兼脉

沉迟脉——里寒证

沉数脉——里热证

沉缓脉——脾虚，水湿内停

沉细脉——气血亏虚、阴血不足

沉紧脉——里寒疼痛

沉滑脉——痰饮内盛

沉涩脉——血瘀证

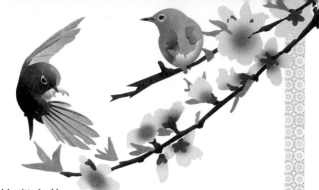

沉弦脉——肝郁气滞、饮邪内停

《医宗金鉴》：沉阴主里，七情气食。沉大里实，沉小里虚。

沉迟里冷，沉缓里湿。沉紧冷痛，沉数热极。

沉涩痹气，沉滑痰食。沉伏闭郁，沉弦饮疾。

《诊家正眼》：无力里虚，有力里实。沉迟痼冷，沉数内热。

沉滑痰饮，沉涩血结。沉弱虚衰，沉牢坚积。

沉紧冷疼，沉缓寒湿。

3. 数脉类相兼脉

浮数脉——表热证

洪数脉——气分热盛、阳热亢盛

弦数脉——肝火炽盛、肝阳上亢

滑数脉——痰热内盛、湿热内蕴、食积化热

细数脉——阴虚内热、血虚有热

濡数脉——外感暑热、湿热偏盛

《诊家正眼》：有力实火，无力虚火。浮数表热，沉数里热。

阳数君火，阴数相火。右数火亢，左数阴戕。

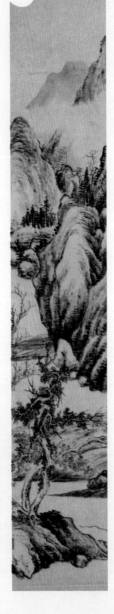

4.滑脉类相兼脉

浮滑脉——表证挟痰

沉滑脉——痰湿内盛、痰食内积

滑数脉——痰热内盛、湿热内盛、食积化热

弦滑脉——肝郁有痰、痰饮内停

细滑脉——脾虚痰盛、湿邪内盛

《诊家正眼》：浮滑风痰，沉滑痰食。滑数痰火，滑短气塞。

滑而浮大，尿则阴痛；滑而浮散，中风瘫痪。

滑而冲和，娠孕可决。

5.细脉类相兼脉

细数脉——阴虚有热

迟细脉——阳气虚弱，或阳虚寒凝血瘀

细滑脉——脾虚湿盛、湿邪内盛

弦细脉——肝郁血虚，或肝郁脾虚

6.弦脉类相兼脉

弦数脉——肝火炽盛、肝阳上亢、肝胆湿热

弦紧脉——寒凝肝脉证、肝郁气滞而致疼痛

弦滑脉——痰饮内停、肝胆湿热

弦细脉——肝血虚证、肝郁脾虚

中医药科普读本 第一辑

切脉辨病

142

相似脉的鉴别

历代医家对脉象的鉴别有着丰富的经验，如王叔和已指出了一些相类脉象，李时珍则编了较详细的脉歌，徐灵胎更是具体说明了脉象鉴别的方法，即用近似脉象相比的比类法（还有用相反脉象对比的对举法），这是鉴别相似脉的好方法。现将一些相似脉鉴别如下：

浮脉与虚脉、芤脉、革脉、濡脉、散脉：六者相类似，其脉位均表浅，同为浮取。但不同的是浮

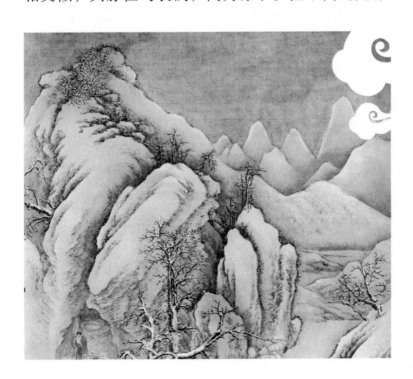

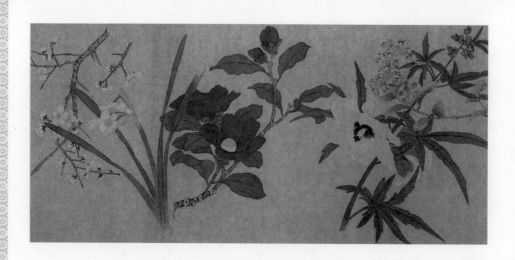

脉举之泛泛有余，重按稍减而不足，脉形不大不小；虚脉形大无力，重按空虚；芤脉浮大力无，中间独空，如按葱管；革脉浮大搏指，弦急如空，如按鼓皮；濡脉浮细无力而软，轻取可以触之，重按反不明显；散脉浮而无根，至数不齐，脉力不匀，稍用力则按不着。

沉脉与伏脉、牢脉、弱脉：四者共同点时重按始得，均在深部，需沉取，且均为阴脉。沉脉轻取不应，重按始得；伏脉重按推至筋骨始得；牢脉沉按实大弦长，坚牢不移；弱脉沉细无力而软。

迟脉与缓脉：二者共同点是均以息计，同为中取，均为阴脉。迟脉一息不足四至；缓脉一息四至，脉来怠缓，如春风拂柳。

数脉与滑脉、动脉：三者相似之处是与息的至数密切相关。均为中取，且为阳脉。数脉脉来频数，一息五至以上；滑脉滑指形与势，圆骨流利，如盘

滚珠；动脉脉短如豆，滑数有力。

实脉与洪脉：二者共同点在脉势上都是充实有力，且为阳脉。洪脉脉体阔大，充实有力，来盛去衰；实脉举按充实而有力。

细脉、微脉、弱脉与濡脉：四者都是脉形细小且软弱无力，均为阴脉。细脉形小而应指明显；微脉则极细极软，按之欲绝，有时甚则至数不清，起落模糊；弱脉沉细而无力，脉位与濡脉相反；濡脉浮细而软，轻取可以触知，重按反不明显。

芤脉与革脉：都有中空之象，均为浮取。芤脉浮大无力中空，如按葱管，触之脉管柔软；革脉浮大搏指，弦急中空，如按鼓皮，触之脉管较硬。

弦脉、长脉与紧脉：三者脉长相似，均为中取，且为阳脉。弦脉虽长，但脉气紧张，指下如按琴弦。弦脉带急；长脉超过本部，如循长竿，长而不急。长脉带缓；紧脉脉气紧张，如按在拉紧的绳索上，脉势绷急，在脉形上紧脉比弦脉大。

短脉与动脉：二者在脉形上均有短缩之象，均为中取。短脉脉形短缩且涩，常兼迟；动脉脉形如豆，常兼滑数有力。

结脉、代脉与促脉：三者都属于节律失常而有歇止的脉象，均属中取。结脉为不规则的间歇，脉迟而歇止；代脉为有规则的歇止，且歇止时间较长；促脉为不规则的间歇，脉数而歇止。

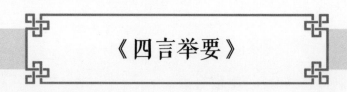

《四言举要》

宋·崔嘉彦原著，明·李言闻删补的一部诊法类中医著作。

经脉与脉气

脉乃血派，气血之先，血之隧道，气息应焉。其象法地，血之府也，心之合也，皮之部也。

资始于肾，资生于胃，阳中之阴，本乎营卫，营者阴血，卫者阳气，营行脉中，卫行脉外，脉不自行，随气而至，气动脉应，阴阳之谊。气如橐籥，血如波澜，血脉气息，上下循环。

十二经中，皆有动脉，唯手太阴，寸口取决，此经属肺，上系吭嗌，脉之大会，息之出入。一呼一吸，四至为息，日夜一万，三千五百。 一呼一吸，脉行六寸，日夜八百，十丈为准。

部位与诊法

初持脉时，令仰其掌，掌后高骨，是谓关上。关前为阳，关后为阴，阳寸阴尺，先后推寻。

心肝居左，肺脾居右，肾与命门，居两尺部。魂魄谷神，皆见寸口，左主司官，右主司府。左大顺男，右大顺女，本命扶命，男左女右。关前一分，人命之主，左为人迎，右为气口。神门决断，两在关后，人无二脉，病死不愈。男女脉同，唯尺则异，

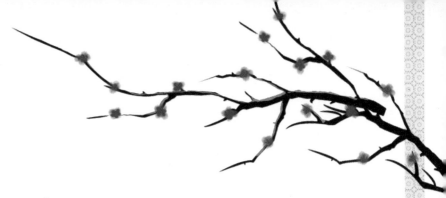

阳弱阴盛，反此病至。

脉有七诊，日浮中沉，上下左右，消息求寻。又有九候，举按轻重，三部浮沉，各候五动。寸候胸上，关候膈下，尺候于脐，下至跟踝。左脉候左，右脉候右，病随所在，不病者否。

五脏平脉

浮为心肺，沉为肾肝，脾胃中州，浮沉之间。心脉之浮，浮大而散；肺脉之浮，浮涩而短；肝脉之沉，沉而弦长；肾脉之沉，沉实而濡；脾胃属土，脉宜和缓，命为相火，左寸同断。

春弦夏洪，秋毛冬石；四季和缓，是谓平脉。太过实强，病生于外，不及虚微，病生于内。春得秋脉，死在金日，五脏准此，推之不失。

四时百病，胃气为本，脉贵有神，不可不审。

辨脉提纲

调停自气，呼吸定息，四至五至，平和之则。三至为迟，迟则为冷；六至为数，数即热证。转迟转冷，转数转热。迟数既明，浮沉当别，浮沉迟数，辨内外因。外因于天，内因于人。天有阴阳，风雨晦冥，人喜怒忧，思悲恐惊。外因之浮，则为表证，沉里迟阴，

147

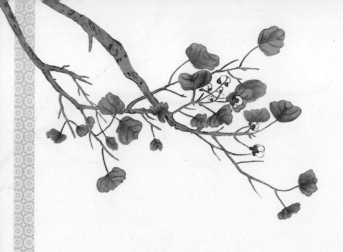

数则阳盛。内因之浮，虚风所为，沉气迟冷，数热何疑。浮数表热，沉数里热，浮迟表虚，沉迟冷结。表里阴阳，风气冷热，辨内外因，脉证参别。脉理浩繁，总括于四，既得提纲，引申触类。

诸 脉 形 态

浮脉法天，轻手可得，汎汎在上，如水漂木。有力洪大，来盛去悠；无力虚大，迟而且柔；虚甚则散，涣漫不收；有边无中，其名曰芤；浮小为濡，绵浮水面；濡甚则微，不任寻按。沉脉法地，近于筋骨，深深在下，沉极为伏；有力为牢，实大弦长；牢甚则实，幅幅而强；无力为弱，柔小如绵；弱甚则细，如珠丝然。迟脉属阴，一息三至，小驶于迟，缓不及四，二损一败，病不可治，两息夺精，脉已无气。浮大虚散，或见芤革，浮小濡微，沉小细弱，迟细为涩，往来极难，易散一止，止而复还，结则来缓，止而复来，代则来缓，止不能回。数脉属阳，六至一息，七疾八极，九至为脱。浮大者洪，沉大牢实；往来流利，是谓之滑；有力为紧，弹如转索；数见寸口，有止为促；数见关中，动脉可候，厥厥动摇，状如小豆。长则气治，过于本位，长而端直，弦脉应指。短则气病，不能满部，不见于关，唯尺寸候。

诸 脉 主 病

　　一脉一形，各有主病，数脉相兼，则见诸证。浮脉主表，里必不足，有力风热，无力血弱。浮迟风虚，浮数风热，浮紧风寒，浮缓风湿，浮虚伤暑，浮芤失血，浮洪虚火，浮微劳极，浮濡阴虚，浮散虚剧，浮弦痰饮，浮滑痰热。沉脉主里，主寒主积，有力痰食，无力气郁，沉迟虚寒，沉数热伏，沉紧冷痛，沉缓水蓄，沉牢痼冷，沉实热极；沉弱阴虚，沉细痹湿，沉弦饮痛，沉滑宿食，沉伏吐利，阴毒聚积。迟脉主脏，阳气伏潜，有力为痛，无力虚寒。数脉主腑，主吐主狂，有力为热，无力为疮。滑脉主痰，或伤于食，下为蓄血，上为吐逆。涩脉少血，或中寒湿，反胃结肠，自汗厥逆。弦脉主饮，病属胆肝，弦数多热，弦迟多寒，浮弦支饮，沉弦悬痛，阳弦头痛，阴弦腹痛。紧脉主寒，又主诸痛，浮紧表寒，沉紧里痛。长脉气平，短脉气病，细则气少，大则病进，浮长风痫，沉短宿食，血虚脉虚，气实脉实。洪脉为热，其阴则虚。细脉为湿，其血则虚。缓大者风，缓细者湿，缓涩血少，缓滑内热。濡小阴虚，弱小阳竭，阳竭恶寒，阴虚发热。阳微恶寒，阴微发热，男微虚损，女微泻血。阳动汗出，阴动发热，为痛与惊，崩中失血。虚寒相搏，其名为革，男子失精，女子失血。阳盛则促，肺痈阳毒，阴盛则结，症瘕积郁。代则气衰，或泄脓血，伤寒心悸，女胎三月。

杂病脉象

脉之主病，有宜不宜，阴阳顺逆，凶吉可推。

中风浮缓，急实则忌，浮滑中痰，沉迟中气。尸厥沉滑，卒不知人，入脏身冷，入腑身温。风伤于卫，浮缓有汗；寒伤于营，浮紧无汗；暑伤于气，脉虚身热；湿伤于血，脉缓细涩。伤寒热病，脉喜浮洪，沉微涩小，证反必凶。汗后脉静，身凉则安，汗后脉躁，热甚必难。

阳病见阴，病必危殆，阴病见阳，虽困无害。上不至关，阴气已绝，下不至关，阳气已竭。代脉止歇，脏绝倾危。散脉无根，形损难医。

饮食内伤，气口急滑。劳倦内伤，脾脉大弱。欲知是气，下手脉沉，沉极则伏，涩弱久深。大郁多沉，滑痰紧食，气涩血芤，数火细湿。滑主多痰，弦主留饮。热则滑数，寒则弦紧。浮滑兼风，沉滑兼气，食伤短疾，湿留濡细。疟脉自弦，弦数者热，弦迟者寒，代散者折。泄泻下痢，沉小滑弱；实大浮洪，发热则恶。呕吐反胃，浮滑者昌，弦数紧涩，结肠者亡。霍乱之候，脉代勿讶；厥逆迟微，是则可怕。

咳嗽多浮，聚肺关胃。沉紧小危，浮濡易治。喘急息肩，浮滑者顺；沉涩肢寒，散脉逆证。病热有火，洪数可医，沉微无火，无根者危。骨蒸发热，脉数而虚，热而涩小，必殒其躯。

劳极诸虚，浮软微弱，土败双弦，火炎急数。诸病失血，脉必见芤，缓小可喜，数大可忧。瘀血内蓄，却宜牢大，沉小涩微，反成其害。

遗精白浊，微涩而弱，火盛阴虚，芤孺洪数。三消之脉，浮大者生；细小微涩，形脱可惊。

小便淋闷，鼻头色黄，涩小无血，数大何妨。大便燥结，须分气血，阳数而实，阴迟而涩。

癫乃重阴，狂乃重阳，浮洪吉兆，沉急凶殃，痫脉宜虚，实急者恶，浮阳沉阴，滑痰数热。

喉痹之脉，数热迟寒。缠喉走马，微伏则难。

诸风眩运，有火有痰，左涩死血，右大虚看。头痛多弦，浮风紧寒，热洪湿细，缓滑厥痰。气虚弦软，血虚微涩，肾厥弦坚，真痛短涩。

心腹之痛，其类有九，细迟从吉，浮大延久。疝气弦急，积聚在里。牢急者生，弱急者死，腰痛之脉，多沉而弦，兼浮者风，兼紧者寒，弦滑痰饮，濡细肾着，大乃肾虚，沉实闪肭。脚气有四，迟寒数热，浮滑者风，濡细者湿。

痿病肺虚，脉多微缓，或涩或紧，或细或濡。风寒湿气，合而为痹，浮涩而紧，三脉乃备。

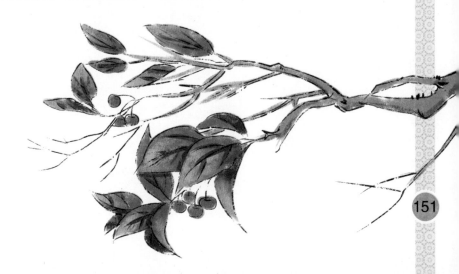

五疸实热，脉必洪数；涩微属虚，切忌发渴，脉得诸沉，责其有水；浮气与风，沉石或里，沉数为阳，沉迟为阴；浮大出厄，虚小可惊。

胀满脉弦，土制于木；湿热数洪，阴寒迟弱；浮为虚满，紧则中实；浮大可治，虚小危极。五脏为积，六腑为聚，实强者生：沉细者死。中恶腹胀，紧细者生，脉若浮大，邪气已深。

痈疽浮散，恶寒发热，若有痛处，痈疽所发。脉数发热，而痛者阳。不数不热，不疼阴疮。未溃痈疽，不怕洪大，已溃痈疽，洪大可怕。肺痈已成，寸数而实。肺痿之形，数而无力。肺痈色白，脉宜短涩，不宜浮大，唾糊呕血。肠痈实热，滑数可知，数而不热，关脉芤虚；微涩而紧，未脓当下，紧数脓成，切不可下。

妇儿脉法

妇人之脉，以血为本，血旺易胎，气旺难孕。少阴动甚，谓之有子，尺脉滑利，妊娠可喜。滑疾不散，胎必三月，但疾不散，五月可别。左疾为男，右疾为女。女腹如箕，男腹如釜。欲产之脉，其至离经，水下乃产，未下勿惊。

新产之脉，缓滑为吉，实大弦牢，有证则逆。

小儿之脉，七至为平，更察色证，与虎口纹。

奇经八脉诊法

奇经八脉，其诊又别。直上直下，浮则为督，牢则为冲，紧则任脉。寸左右弹，阳跷可决；尺左右弹，阴跷可别。关左右弹，带脉当决。尺外斜上，至寸阴维；尺内斜上，至寸阳维。督脉为病，脊强癫痫；任脉为病，七疝瘕坚；冲脉为病，逆气里急；带主带下，脐痛精失；阳维寒热，目眩僵仆；阴维心痛，胸胁刺筑；阳跷为病，阳缓阴急；阴跷为病，阴缓阳急。癫痫瘛疭，寒热恍惚，八脉脉证，各有所属。

平人无脉，移于外络，兄位弟乘，阳溪列缺。

真脏绝脉

病脉既明，吉凶当别。经脉之外，又有真脉。肝绝之脉，循刃责责。心绝之脉，转豆躁疾。脾则雀啄，如屋之漏。如水之流，如杯之覆。肺绝如毛，无根萧索，麻子动摇，浮波之合。肾脉将绝，至如省客。来如弹石，去如解索。命脉将绝，虾游鱼翔。至如涌泉，绝在膀胱。真脉既形，胃已无气。参察色证，断之以臆。

后 记

　　本套书在编写过程中，参阅了大量的相关著作、文章等，其中涉及很多名家医案、医方、歌诀、杂记、传说、故事等。对于部分入选的医方、歌诀等内容因未能与原作者取得联系，谨致以深深的歉意。敬请本书入选的医方、歌诀等的原作者及时与我们联系，以便我们支付给您稿酬并赠送样书。

　　同时我们欢迎广大医学研究者、爱好者提出宝贵的建议，踊跃荐稿。

联系人：刘老师
电话：0431 — 86805559
地址：吉林省长春市春城大街 789 号
邮编：130062
邮箱：359436787@qq.com